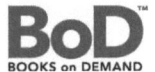

Mit diesem Buch danke ich allen, die mir in einer schweren Zeit beigestanden haben. Insbesondere meiner Frau Kavito und unserer Tochter Sameera, die mich mit ihrer Liebe gestärkt haben. Ferner dem Ärzte- und Pflegeteam der urologischen Abteilung des Klinikum Fulda, bei dem ich mich stets gut aufgehoben gefühlt habe. Und nicht zuletzt meiner Freundin Sahar Prem und dem indischen Ayurveda Arzt Swami Ranbir und seiner Frau Ma Prem Talashi.

Monas Lustmann

Gegen Krebs ist viel Kraut gewachsen

Mein Blasenkrebs

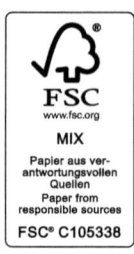

Bibliografische Information der Deutschen Nationalbibliothek:
Die Deutsche Nationalbibliothek verzeichnet diese Publikation in der Deutschen Nationalbibliografie; detaillierte bibliografische Daten sind im Internet über http://dnb.dnb.de abrufbar.

© 2013 Name des Autors/Rechteinhaber **Monas Lustmann**

Herstellung und Verlag:
BoD - Books on Demand, Norderstedt
*ISBN: 978-3-****738637328***

Inhaltsverzeichnis

Biografie   7

August – September 2012   8

Oktober – Dezember 2012   17

Januar – März 2013   26

April – Juni 2013   37

Juli – September 2013   41

Oktober – Dezember 2013   46

Januar – März 2014   50

April – Juni 2014   66

Juli – September 2014   78

Oktober – Dezember 2014   91

Januar – März 2015   98

April – Juni 2015   105

Juli – August 2015   114

Sexualität   126

Fazit   128

Anhang Ernährungsplan   129

Anhang Rezepte   131

Biografie

Ich bin im Jahre 1946 in Bad Wörishofen geboren. Mein Leben gestaltete sich von Anfang an schwierig, weil sich meine Eltern früh trennten. Sie waren als ehemalige KZ-Häftlinge schwer traumatisiert und eine psychologische Hilfe gab es damals nicht. Als ich an einem seelischen Tiefpunkt angelangt war, reiste ich im Jahr 1979 nach Indien und besuchte den Ashram von Pune. Dort machte ich verschiedene Selbsterfahrungsgruppen und lauschte den Diskursen des erwachten Meisters Osho. In den folgenden Jahrzehnten meditierte ich regelmäßig, bis sich mir im Jahr 2009 meine wahre Natur offenbarte. Seither entspanne ich mich immer mehr in die mir und jedem Menschen innewohnende Glückseligkeit. Als mir im Jahr 2012 ein Blasenkrebs diagnostiziert wurde, wehrte ich mich nicht dagegen, sondern nahm die Krankheit vollständig an. Allen auftretenden Ängsten blickte ich bewusst ins Auge und entspannte mich auf diese Weise immer wieder aufs Neue.

August – September 2012

Ende August 2012 war ich 66 Jahre alt und anders als in Udo Jürgens´ Song „Mit 66 Jahren" fegte ich nicht mit einem Motorrad durch die Gegend, sondern saß in der Praxis meines Hausarztes und ließ mir meine Blase untersuchen. Ich hatte seit über einem Jahr Probleme beim Wasserlassen und neuerdings auch leichte Schmerzen im Unterleib. Nachts musste ich häufiger auf die Toilette und außerdem war mein Urin öfters blutig. Da ich an eine harmlose Prostatavergrößerung dachte, hatte ich mir angewöhnt, täglich Brennnessel- und Zinnkrauttees zu trinken. Doch die Sache hatte sich nicht gebessert. Nun war ich also beim Arzt und schaute zu, wie er an seinem Ultraschallgerät herumhantierte. Dann trug er Gel auf die Hautbereiche meiner Blase und Nieren auf und fuhr mit der Ultraschallsonde (Schallkopf) hin und her. Schließlich sah er etwas, was seiner Meinung nach nicht in die Blase hinein gehörte. Er befürchtete einen Tumor und überwies mich an einen Urologen.

An dieser Stelle muss ich erwähnen, dass ich ein durch und durch spiritueller Mensch bin. Als ich im Jahre 1979 an einem seelischen Tiefpunkt angelangt war, suchte ich nicht etwa einen Psychotherapeuten auf, sondern reiste nach Indien, wo ich im Ashram von Poona (heute: Pune) einige Selbsterfahrungsgruppen machte. Der erleuchtete Meister Osho (damals Bhagwan) hielt hier jeden Morgen seine Diskurse, und ich lauschte ihm mit wachsender Hingabe. Schließlich wurde ich sein Schüler. Drei Monate später kehrte ich glücklich und geläutert nach Deutschland zurück. Bald darauf habe ich Kavito kennengelernt, die später meine Frau wurde. Wir verliebten uns ineinander und bekamen eine wunderbare Tochter, die inzwischen 34 Jahre alt ist.

Nachdem ich aus Indien zurückgekehrt war und mein Geld zur Neige ging, habe ich alle Gedanken an meine Steuerberaterprüfung aufgegeben und stattdessen den Taxiführerschein gemacht. Anschließend habe ich siebzehn Jahre lang Fahrgäste durch München kutschiert. Nach der Arbeit bin ich immer schnell nach Hause und habe mir bei der Kundalini den Stress aus dem Körper geschüttelt. Kundalini ist eine Meditationstechnik, die aus Schütteln, Tanzen und Stille besteht. In späteren Jahren habe ich nur noch stille Meditationen ausgeübt. Im Jahr 2009 wurde mein vertrautes Ich-Gefühl urplötzlich und völlig unerwartet abgeschaltet. Stattdessen erschien eine vollkommen grenzenlose Leere, die einfach nur grauenhaft war. Jedes Gefühl von Persönlichkeit war im Angesicht dieser Leere verschwunden, ich hatte mich selbst verloren. Nachzulesen in meinem Buch „Sei Dir selbst ein Freund".

Nach der vorläufigen Blasenkrebs-Diagnose meines Hausarztes begann ich, meine Trinkmenge an Kräutertees zu erhöhen. Außerdem nahm ich täglich einige Esslöffel an Schwedenbitter ein und legte mir zusätzlich Kräuterumschläge mit dieser bitteren Medizin auf meinen Blasenbereich auf. Schwedenbitter ist eine Kräutertinktur, die man selbst herstellen kann. Dazu besorgt man sich eine fertige Ansatzmischung in der Apotheke oder im Internet. Sie enthält elf verschiedene Kräuter, die zwei Wochen lang unter täglichem Schütteln in 38%igem guten Korn angesetzt werden. Das ist eines der besten Hausmittel, das ich kenne, und hilft gegen fast alles (z. B. Quetschungen, Prellungen, Verbrennungen, Bienen- und Mückenstiche).

Ich kommunizierte mit dem vermeintlichen Tumor und machte ihm klar, dass ich ihm nicht feindlich gesinnt war. Nachts, wenn ich wach wurde, legte ich meine Hände auf die Blase und gab ihm zu verstehen, dass er zu mir gehörte. Einmal allerdings erklärte ich ihm, dass er früher oder später sterben muss. Warum also nicht jetzt gleich, fragte ich ihn.

Am 11. September saß ich in der Praxis des Urologen. Er führte zunächst eine Anamnese durch, dann einen Ultraschall und schließlich eine Blasenspiegelung. Danach stand für ihn ein hochgradiger Verdacht auf ein Blasenkarzinom fest. Ich schluckte. Der Urologe riet mir zu einer transurethralen Resektion der Blase (TUR-B). Dabei handelt es sich um eine urologische Operationstechnik, bei der der Tumor schichtweise abgehobelt wird. Mit meinem Einverständnis wies der Arzt seine Sprechstundenhilfe an, im städtischen Klinikum anzurufen, um einen Operationstermin für mich zu vereinbaren. In meinem Kopf herrschte erst mal Wirrwarr.

Auf der Heimfahrt dachte ich über die Situation nach. Angst überflutete mich. An dieser Stelle muss ich erwähnen, dass ich seit dem Jahr 2009 eine Meditationstechnik ausübe, die darauf abzielt, Angst und andere negative Emotionen **nicht** zu verdrängen. Diese Technik, die Osho in seinem „Buch der Geheimnisse" kommentierte, stammt aus dem Vigyana Bhairava Tantra. Das ist eine tantrische Schrift, die über 5000 Jahre alt ist. Sie enthält 112 Meditationstechniken und diejenige, von der ich hier rede, ist die 51. Technik. Da sie mir inzwischen in Fleisch und Blut übergegangen war, schaute ich meiner Angst tief ins Auge. Ich beobachtete, wo sie in meinem Körper auftrat und wie sie sich anfühlte. Durch diese bewusste Betrachtung begann sie sich zu bewegen, wurde immer feiner und feiner und löste sich schließlich ganz auf. Dann dachte ich sachlich über die Diagnose nach und entschloss mich, den geplanten Eingriff abzusagen.

Als ich zu Hause ankam, zeigte sich meine Frau sowohl von meiner Diagnose, als auch meinem Entschluss entsetzt. Wir nahmen unsere beiden Hunde und fuhren in den Wald, wo wir spazieren gehen, und in aller Ruhe über die Sache reden wollten. Doch von

Ruhe konnte keine Rede sein, denn meine Frau geriet in Panik. Sie versuchte meine Meinung zu ändern, doch mein Entschluss stand fest. Ich war seit jeher überzeugt, dass man Krebs auf natürlichem Weg heilen könne.

Am nächsten Tag fuhr ich zum Urologen und sagte den OP-Termin ab. Er ärgerte sich über meine Unvernunft und warnte mich eindringlich vor dem Risiko. Dieses bestand aus einem Blasenverschluss, einem künstlichen Blasenausgang und sogar einer kompletten Blasenentfernung. Da ich mich jedoch nicht umstimmen ließ, drohte er: „Ich schicke die Ergebnisse an Ihren Hausarzt. Der wird Ihnen den Kopf waschen!"

In den nächsten Tagen gerieten meine Frau und unsere Tochter Sameera immer wieder in Angstzustände. Sie bedrängten mich, den Tumor operativ entfernen zu lassen. Doch ich blieb bei meiner Entscheidung und erklärte ihnen, dass ich meinem Standpunkt, auch auf die Gefahr hin einen Fehler zu machen, treu bleiben werde. In diesen Tagen durchlebte ich die Problematik aller Menschen, die mit der Diagnose Krebs konfrontiert werden. Es ist die brutale Angst, die einen immer wieder packt. Nachts, wenn ich wach wurde, malte sich mein Verstand das Schreckensszenario einer Blasenentfernung aus. Er erzeugte Bilder, in denen ich mich mit einem Blasenbeutel durch die Gegend laufen sah. Je mehr Raum ich diesen Gedanken ließ, desto größer wurde meine Panik. Ich hörte daher einfach auf, über den Krebs nachzudenken. Stattdessen richtete ich meine volle Aufmerksamkeit auf meine Angst, die ja immer wieder von meinen Gedanken gefüttert wurde. Nun konnte ich sie in ihrer Gesamtheit fühlen, wodurch sie sich ausbreiten und schließlich ins Nichts auflösen konnte.

Warum ist das Beobachten einer negativen Emotion, wie z.B der Angst, eine Meditationstechnik? Weil man sich dadurch in den Zustand des wachsamen Gewahrseins begibt. Das bewirkt eine Distanz zur Angst, wodurch sie zu einem Objekt wird, das man als das betrachten kann, was es ist, nämlich Energie, die sich im Körper ausdehnen und auflösen kann. Wenn man diese Technik übt und bei Angst, Ärger, Wut, Schuldgefühlen u.s.w anwendet, dann wird man zum Beobachter, der alle Identifikation mit seinen negativen Emotionen verliert. Das bedeutet, dass man zu einem bewussteren Menschen wird.

Eine an Krebs erkrankte Facebook Freundin postete einmal, dass sie nur noch das macht, was sie will. Sie schrieb, dass sie durch ihre Erkrankung erfahren hätte, dass das Leben schnell vorbei sein kann. Deshalb lebt sie hier und jetzt und das morgen würde sie nicht interessieren. Sie erhielt mehrere positive Kommentare, wie z.B.: *Bravo! So sollte man es machen! Genau richtig!"* Doch ich schrieb: *„Dagegen zu sein, was* *morgen passiert, ist nicht Hier und Jetzt. Hier und Jetzt bedeutet, authentisch und liebevoll mit dem zu sein, was im Augenblick passiert. Sei es Gutes oder Schlechtes, Freud oder Leid. Wenn morgen kommt, ist es wieder Jetzt. Und dann bedeutet das auf's Neue, authentisch und liebevoll mit dem zu sein, was ist."* Ich möchte an dieser Stelle hinzufügen, dass ich mit einem liebevollem Umgang nicht meine, dass Sie brav aus der Wäsche schauen sollen, wenn Sie jemand beleidigt. Das wäre ja reine Selbstverleugnung. In einem solchen Augenblick kommt es ausschließlich darauf an, dass Sie bei sich bleiben und Ihre eigenen Gefühle annehmen und dadurch erlösen. Danach können Sie Ihrem Gegenüber die passende Antwort geben.

Mir wurde klar, dass ich den Tumor nicht bekämpfen, sondern heilen wollte. Dazu musste ich meine Selbstheilungskräfte aktivieren. Wie Sie wissen, ist Lachen die beste Medizin und so begann ich umgehend mit täglichen Lachübungen. Ich hatte im Jahr 2002 den Lachclub-München gegründet, wo ich in einem angemieteten Raum Lach-Yoga veranstaltete. Dies war eine Technik, die der indische Arzt Dr. Madan Kataria erfunden hatte. Lachen fiel mir also leicht und nun lachte ich täglich mehrmals für zehn oder fünfzehn Minuten. Was konnte ich sonst noch tun? Ich fing an, im Internet zu recherchieren. Zunächst stieß ich auf das als Wundermittel angepriesene Natron. Dieses spottbillige Mittel wird aus natürlichem Kochsalz gewonnen und bindet und neutralisiert alle Säuren, die sich durch den Verzehr von Kohlenhydraten und Süßigkeiten bilden und im Körper ablagern.

Einer Hypothese des Onkologen Dr. Tullio Simoncini zufolge entsteht ein Tumor durch eine Infektion mit einem gewöhnlichen Hefepilz namens Candida albicans. Dieser Pilz ist bei etwa 75% aller gesunden Menschen nachweisbar. Das liegt daran, dass wir hauptsächlich Säure bildende Lebensmittel zu uns nehmen. Das erzeugt ein saures Körpermilieu, was wiederum der ideale Nährboden für Pilze und Tumore ist. Die Empfehlung des Dr. Simoncini lautet daher, dem Tumor ein trojanisches Pferd ins Nest zu setzen. Dazu soll Wasser mit Ahornsirup und Natron vermischt werden. Die Idee dabei ist, dass sich der Tumor gierig auf das süße Wasser stürzt, wobei er das stark basische Natron unbemerkt in sich aufnimmt. Dadurch bildet sich ein alkalisches Milieu, was bedeutet, dass Pilz und Tumor die Lebensgrundlage entzogen wird. Basisch bzw. alkalisch ist übrigens das Gegenteil von sauer, wenn es um die Beschreibung von Wasser, wässrigen Lösungen oder Körperflüssigkeiten geht.

Ich trank also täglich zweimal je ein Glas Wasser mit Natron. Meine Beschwerden ließen relativ zügig nach. Bald zwickte und zwackte es in meiner Blase nur noch gelegentlich. Mein Verstand beruhigte sich und konstruierte kaum noch negative Gedanken. Wenn aber doch, dann war ich hellwach und kümmerte mich um jede aufkommende Emotion.

Am 27. September saß ich wieder bei meinem Hausarzt und ließ ein weiteres Ultraschallbild machen. Das Geschwulst war nach wie vor in seiner vollen Größe da und hatte immer noch eine Größe von 4,2 cm. Ich war enttäuscht, denn ich hatte auf eine Besserung gehofft. Natürlich war ich meiner Enttäuschung gewahr und fühlte sie so lange, bis sie aus meinem System verschwunden war.

Oktober – Dezember 2012

Mir kam der Gedanke, dass ein Tumor vielleicht gar keine Krankheit ist. Ich recherchierte im Internet und siehe da, es gab ein Buch mit dem Titel „Krebs ist keine Krankheit." Der Verfasser, ein bekannter amerikanischer Krebsforscher, behauptet, dass Krebs nur das physische Symptom eines verzweifelten Versuchs des Körpers ist, spezifische und lebenszerstörende Ursachen zu beseitigen. Von diesem Standpunkt aus gesehen wollen Krebsgeschwüre das Leben gar nicht zerstören, sondern retten. Ich lasse das unkommentiert, weil ich das Buch nicht gelesen habe.

Zu dieser Zeit wachte ich regelmäßig gegen fünf Uhr morgens auf. Natürlich drehte sich mein Denken sofort um den Tumor. Eines Morgens kam mir der Gedanke, dass die Blase etwas mit Loslassen zu tun hat. Und das erinnerte mich an meine Blockierungen, die ich seit meiner Kindheit reichlich in meiner gesamten linken Körperseite gespürt habe. Hatte mich früher häufig mein verspannter Rücken gestört, betrachtete ich nun die Verspannungen meines Kopfes. Eigentlich war dort alles verspannt. Vielleicht lag das an den verschiedenen Eingriffen, die ich in jungen Jahren durchgemacht hatte.

So wurden mir im Alter von vier Jahren Polypen operativ aus dem Rachenraum entfernt. Ich musste damals ins Krankenhaus und war starr vor Angst. Als ich fünf Jahre alt war, schlug mir ein Spielkamerad mit einem Arbeiterspaten fast das linke Auge aus. Ich blutete stark, und obwohl die Narbe heute großteils von der Augenbraue verdeckt wird, ist sie immer noch zu sehen. Mit sieben Jahren musste ich wegen einer schmerzhaften Stirnhöhlenvereiterung zum Arzt. Zur Abhilfe wurde mir ein Absauginstrument in die Nase gesteckt und bis zur Stirnhöhle hochgeschoben. Ich habe mich dabei so sehr gegen die Behandlung aufgebäumt, dass mich der Arzt, seine Sprechstundenhilfe und meine Stiefmutter im Behandlungsstuhl festhalten mussten. Mit fünfzehn Jahren warf mir ein Spielkamerad eine Dachplatte auf den Kopf. Ich kam blutüberströmt ins Krankenhaus und wurde genäht. Im Alter von sechzehn Jahren musste ich wieder in die Klinik, weil meine Nasenscheidewand begradigt wurde. Als ich siebzehn Jahre alt war, kam ich wegen einer Kieferhöhlenvereiterung ins Krankenhaus. Dort wurde die Verbindung zwischen dem mittleren Nasengang und der Kieferhöhle operativ ausgeweitet. Dabei wurden die entzündeten Schleimhäute abgetragen und der Eiter entfernt. Zu guter Letzt leide ich seit meiner Kindheit an einem schweren beidseitigen Tinnitus. Ich beobachtete nun also aufmerksam die verschiedenen Bereiche meines ramponierten Kopfes. Nach ca. 45 Minuten verkrampfte sich plötzlich mein Kinn. Ich blieb einfach Zeuge des Vorgangs und fünfzehn Minuten später entspannte sich mein Kinn und ein breites Lächeln sank in mein Herz.

Inzwischen hatte ich begonnen, die Ernährungsvorschriften nach Frau Dr. Johanna Budwig zu befolgen. Da Tumorzellen für ihr schnelles Wachstum mehr Zucker als gesunde Zellen brauchen, verzichtete ich von nun an vollständig auf Süßigkeiten und Haushaltszucker. Ferner schränkte ich auch den Verzehr von Kohlenhydraten weitgehend ein, denn diese werden letztlich zu Zucker umgebaut. Also verzichtete ich fortan auf Brötchen zum Frühstück, Spaghetti zum Mittagessen und mein geliebtes Eis am Abend. Stattdessen standen morgens nun Quark mit Leinöl und Obst auf meinem Speiseplan. Hmmm, sehr lecker! Mittags Salat, Gemüse, Kartoffeln und Tofu. Alles angerichtet mit Leinöl. Kein anderes Öl hat einen höheren Omega-3-Fettsäuren Anteil. Zum Braten verwendete Kavito nur noch Oleolux. Dieses Fett wird aus Leinöl, Kokosfett, Zwiebeln und Knoblauch selbst hergestellt. Das genaue Rezept beschreibe ich im Anhang. Vor den Mahlzeiten nahm ich dreimal täglich 5 ml Granatapfel Muttersaft ein. Die enthaltene Ellagsäure soll Tumoren am Wachstum hindern. Da Walnüsse die gleiche Wirkung haben, futterte ich diese zusätzlich am Abend. Anfang Oktober war mein Darm ziemlich entschlackt und ich fühlte mich ausgesprochen gut.

Meine Tochter Sameera machte mich auf eine Heilkundige in Österreich aufmerksam. Sie bedrängte mich tagelang, mit dieser Frau Kontakt aufzunehmen.

Als ich endlich nachgab und sie anrief, hatte ich zunächst Schwierigkeiten, ihren urigen Osttiroler Dialekt zu verstehen. Sie hörte sich meine Krankengeschichte an und sagte dann: „Du bist stark und wirst bald wieder gesund sein." Dann schickte sie mir für ein paar Euro vier Fläschchen mit verschiedenen Kräutermischungen, die ich nun täglich tröpfchenweise einnahm.

Zu dieser Zeit hatte ich plötzlich das erste Mal seit fast einem Jahr wieder einen heftigen Hexenschuss. Meine Lendenwirbelsäule macht mir seit dreißig Jahren immer wieder Probleme. Ich war viele Jahre lang Taxigefahren und hatte meinem Rücken damit keinen Gefallen getan. Nun also war es wieder einmal so weit und ich konnte mich weder bücken, noch im Bett auf die andere Seite drehen. Als ich am nächsten Morgen aufstand und unsere Hunde Gassi führte, kam ich nur schleppend vorwärts. Dann erinnerte ich mich daran, dass mir ein Freund einmal empfohlen hatte, in diesem Fall rückwärts zu gehen. Ich probierte den Tipp aus und dann das Wunder: Fast umgehend entspannte sich meine Lendenwirbelsäule und ich konnte binnen zehn Minuten wieder fast normal gehen. Und innerhalb von 24 Stunden waren alle Beschwerden weitgehend abgeklungen. Diese Methode kann ich jedem Menschen, der an Bandscheibenvorfällen in der Lendenwirbelsäule leidet, nur empfehlen.

Ab 23. Oktober nahm ich ein neues Mittel ein. Der Lebensgefährte meiner Tochter kennt einen peruanischen Schamanen, der zufällig gerade in München weilte. Ich kam auf diese Weise zu zwei Beuteln mit Guanabana Pulver. Diese heilende Zauberfrucht der Amazonas Indianer kommt vom Graviola Baum und soll lt. verschiedenen Internetseiten 10.000 mal wirkungsvoller sein, als jede Chemotherapie. So hat das angesehene National Cancer Institute in den USA (www.wirkstofflexikon.com) festgestellt, dass Guanabana möglicherweise die Energieversorgung von Tumorzellen blockiert. Doch sollen weitere Studien notwendig sein, um die Wirkungsweise zu bestätigen. Daher sind die aktiven Wirkstoffe in Deutschland noch nicht als Arzneimittel patentiert.

Am gleichen Tag hatte ich einen weiteren Termin bei meinem Hausarzt. Ich ließ per Ultraschall überprüfen, ob der Tumor seine Größe inzwischen verändert hatte. Der Arzt starrte auf den Monitor: Der Tumor hatte seine Größe mehr als verdoppelt! Wir waren beide schockiert. Doch nach zwei Minuten fasste er sich an den Kopf: Meine Blase war beim letzten Mal gefüllt und dieses Mal leer. Daher war ein Vergleich gar nicht möglich. Doch der Arzt war erschrocken und riet mir dringend zur Operation. Er meinte, dass das Gewächs da drinnen bestimmt nicht von alleine verschwindet.

In den folgenden vier Wochen hatte ich weiterhin keine besonderen Beschwerden. Natürlich musste ich nachts ein bis zweimal auf die Toilette. Und wenn die Blase voll war, dann brannte und stach es leicht in der Harnröhre.

Ende November war ich wieder zum Ultraschall bei meinem Hausarzt. Und dann das schier Unfassbare: Der Tumor war um einen halben Zentimeter kleiner geworden. Er hatte jetzt eine Größe von 3,7 cm. Der Arzt war fassungslos. Das hätte er nicht für möglich gehalten.

Anfang Dezember klingelte der Postbote an der Tür und brachte mir ein Paket. Als ich es öffnete, fand ich einen Entsafter vor. Es war mir sofort klar, dass es sich um ein Geschenk meines Bruders Ron handelte. Wir hatten uns einige Tage zuvor über die gesundheitlichen Vorteile von frisch gepressten Säften unterhalten. Dieses Gerät hatte ein System, das Obst und Gemüse auf besonders sanfte Weise auspresste. Fortan trank ich täglich frische Frucht- und Gemüsesäfte auf sein Wohl.

Mitte Dezember fragte ich mich, was sich in meinem Unterbewusstsein an verdrängten Emotionen oder Traumata verbergen mochte. Mir kamen die hässlichen Streitigkeiten in den Sinn, die meine Eltern hatten, als ich noch ein kleiner Junge war. Obwohl ich eigentlich zu jung für klare Erinnerungen war, hatte ich den folgenden Vorfall nie vergessen: Ich war etwa vier Jahre alt und mit meinen Eltern nach München gereist, um den Bruder meines Vaters zu besuchen. Er lebte damals mit seiner Frau (meine Tante Saba) und Tochter (meine Cousine Golda) zur Untermiete in einer großen Wohnung am Englischen Garten. Aus irgendeinem Grund gerieten sich meine Eltern dort in die Haare und wollten nicht mehr aufhören zu streiten. Ich kann mich immer noch an die Gefühle erinnern, die mich damals in ein inneres Chaos stürzten: Da waren Wut, Angst und Verzweiflung. Mein flehentliches Bitten darum, dass sie damit aufhören mögen, wurde jedoch nicht erhört.

Im Jahr 1952 trennten sich meine Eltern und ich bekam eine Stiefmutter. Bald darauf zogen wir nach München. Dort wuchs ich auf und verbrachte viele Jahrzehnte meines Lebens. Irgendwann in den neunziger Jahren stieg eine Frau zu mir ins Taxi, deren seltener Familienname mir verriet, dass sie damals die Hauptmieterin der Wohnung war, in der wir meinen Onkel und seine Familie besucht hatten. Als ich mich zu erkennen gab, schlug sie die Hände über dem Kopf zusammen und sagte: „Mein Gott, *Du* bist das." Dann wollte ich von ihr Näheres über die damaligen Ereignisse wissen. Sie schaute mich nachdenklich an und sagte: *„Ja, das war schrecklich. Deine Eltern haben sich drei Tage lang gestritten und geprügelt. Und Du hast inbrünstig geschrien, dass sie endlich aufhören* *mögen. Doch haben sie nicht auf Dich gehört. Am dritten Tag warst Du mit Deinen Kräften völlig am Ende. Ich glaube, Du hattest einen Nervenzusammenbruch. Hast nur noch dagesessen und still vor Dich hingewimmert."*

Da ich zu dieser Zeit nach wie vor gegen fünf Uhr morgens aufwachte, nutzte ich die Gelegenheit, um mich um dieses Trauma zu kümmern. Ich stellte mir meine Eltern vor und merkte sofort, dass sie sich in meiner Vorstellung feindlich gesinnt waren. Daraufhin umarmte ich meinen Vater lang und innig. Nach einer Weile begann er zu weinen. Ich tröstete ihn und streichelte ihn über den Kopf. Bald lächelte er und tief in mir löste sich eine Spannung auf. In der nächsten Nacht stellte ich mir meine Mutter vor, doch es dauerte lange, bis sie in meine Arme kam. Dann aber flossen auch ihre Tränen. Wieder löste sich tief in mir eine Spannung auf. In der folgenden Nacht stellte ich mir meine Eltern gemeinsam vor. Sie waren sich nun nicht mehr feindlich gesinnt und es dauerte nicht lange, dann nahmen sie einander in die Arme und versöhnten sich. Zwischen ihnen erschien ein rotes Herz. Sie blickten mich stolz an und waren voller Freude. Ich fühlte eine tiefe Liebe in mir. Da diese Methode so gut funktionierte, probierte ich sie bei verschiedenen Paaren aus, die mir nahe standen. Und immer wieder machte ich dieselbe Erfahrung: Alle waren bereit, sich der Liebe zu öffnen, die sie verband. Und wenn sich zwei besonders mochten, erschien ein rotes Herz zwischen ihnen.

Kurz vor Weihnachten hatte ich einen Termin zum nächsten Ultraschall. Gespannt starrte mein Hausarzt auf den Bildschirm … dann der Schock: Der Tumor war jetzt fast um das Dreifache gewachsen … über zehn cm groß. Wie konnte das möglich sein? Ich hatte doch kaum Beschwerden. Der Arzt räumte ein, dass er sich beim letzten Mal vielleicht geirrt habe. Auf jeden Fall sei er sich dieses Mal ganz sicher. Ich vertraute ihm jedoch nicht mehr und vereinbarte für Anfang Januar 2013 einen Termin bei meinem Urologen.

Weihnachten schenkte mir meine Tochter ein Buch mit dem Titel: „Sanftes Heilen mit Quantenenergie". Es war ihr von einem Bekannten empfohlen worden, dessen Vater Prostatakrebs hatte und mit dieser Methode angeblich geheilt wurde. Die beiden Autoren versprechen, dass man sein Leben mit der beschriebenen 2-Punkt-Methode in beruflicher, finanzieller, partnerschaftlicher und gesundheitlicher Hinsicht positiv verändern kann. Da die Technik sehr einfach war, begann ich, sie auszuüben.

Januar – März 2013

Am 8. Januar ließ ich mir von meinem Urologen ein Ultraschallbild machen. Der Tumor war noch da und hatte weiterhin eine Größe von 3.7 cm. Der Arzt legte mir erneut eine Operation nahe und erklärte mir, dass Blasentumore lt. Statistik zu 97% bösartig sind. Er fügte hinzu, dass ich unvernünftig sei. Ich entgegnete, dass eine Operation von meinem Standpunkt her auch nicht klüger ist.

Einige Tage später wurde ich auf das energetische Heilmodell nach Dr. med. Dietrich Klinghardt aufmerksam. Danach hängen organische Erkrankungen mit unerlösten seelischen Konflikten zusammen. Aus dem von ihm entwickelten Gefühlsmandala ist ersichtlich, dass die Harnblase etwas mit verdrängter Scham zu tun hat. In diesem Zusammenhang fiel mir eine Geschichte ein, die wahrscheinlich kurz vor oder nach dem vorher erwähnten Streit meiner Eltern passierte. Wir wohnten damals in Bielefeld und meine Mutter war mit mir nach Hamburg gefahren. Rückblickend glaube ich, dass sie sich über Schiffspassagen nach Israel erkundigen wollte. Dazu müssen Sie wissen, dass meine Eltern jüdischen Glaubens wurden und von den Nazis verschleppt waren. Mein Vater in das KZ Auschwitz und meine Mutter als 16-jährige in das KZ Stutthof (bei Danzig). Wie alle Lagerinsassen hatte sie sich in dieser unseligen Zeit nach Israel gesehnt, dem Land, wo es keine Nazischergen gab. Nach

Ende des 2. Weltkrieges lernten sie sich in Lodz/Polen kennen. Ich kann mich erinnern, dass meine Mutter meinem Vater bei ihren häufigen Streitigkeiten immer wieder damit drohte, nach Palästina (so nannte man Israel damals) zu gehen. Mein Vater brüllte dann jedes Mal: *„Du kannst gehen, aber ohne das Kind!"*

Aus Hamburg ist mir in Erinnerung geblieben, dass wir in irgendeiner Kneipe waren und dann irgendwo hingingen. Während mich meine Mutter hinter sich herzog, schrie ich wie am Spieß. Ich trug einen blauen Mantel und hatte nichts darunter an. Warum, weiß ich nicht mehr, vielleicht hatte ich mir in die Hosen gemacht. Nun vertiefte ich mich in das Gefühl, das in diesem Zusammenhang auftauchte. Und plötzlich war sie da, die tiefe Scham. Ich ließ diese Scham vollständig zu, fühlte, wie sie sich in meinem Körper ausbreitete, bis mir schlagartig klar wurde, dass es sich nicht um meine Scham, sondern um die meiner Mutter handelte. In dieser Erkenntnis löste sich mit einem leichten Knacken etwas in meiner linken Kopfhälfte, schoss nach rechts herüber und fuhr dann hinab in meine Blase. Für einen wunderbaren kurzen Moment fühlte ich dort eine tiefe Entspannung. War das ein Heilimpuls? Ich wusste es nicht.

Nach einiger Zeit verstärkte sich das Brennen in der Harnröhre und Blase. Mir kam der Gedanke, dass das vielleicht an einem Zuviel an Natron lag. Ich reduzierte also die Einnahme, bis sich das Brennen nach einigen Tagen gänzlich einstellte. Ob das Eine mit dem Anderen zu tun hatte, war mir nicht ganz klar.

Bald darauf stieß ich im Internet auf ein Krebsforum. Diese Online-Selbsthilfegruppe bietet Betroffenen und deren Angehörigen die Möglichkeit zu einem Erfahrungsaustausch. Ich fand das interessant und meldete mich an. Dann fragte ich, ob ich meine Geschichte einer alternativen Heilung einstellen dürfe. Da die Antworten trotz aller Skepsis positiv waren, beschrieb ich also in einem Beitrag, wie ich bisher mit dem Tumor umgegangen war. Und dann kam ein Echo, das ich in dieser Härte nicht erwartet hatte. Die an Blasenkrebs betroffenen Mitglieder konnten nämlich nicht begreifen, dass ich keine transurethrale Resektion machen ließ. Sie sagten, dass ich erst danach wissen würde, wie es wirklich um meine Blase stand. Dass ich mir einfach nichts aus meinem Körper herausschneiden lassen wollte, brachte mich in den Verdacht, Mitglied der Scientology Kirche zu sein. Ein Forenmitglied schlug mir daraufhin vor, mich auf meinen Geisteszustand untersuchen zu lassen. Ein Mann schrieb, dass es andere Möglichkeiten gäbe, seinem Leben ein Ende zu setzen. Er sei froh, sich operiert haben zu lassen und prophezeite mir einen qualvollen Tod. Ein weiterer Mann schrieb, dass eine Kugel in den Kopf wesentlich effizienter wäre, als Russisch Roulette zu spielen. Schließlich wurde der Vorschlag diskutiert, ob mein Beitrag überhaupt in dieses Forum hineingehöre. Der Moderator des Forums beendete die Diskussion, indem er „hocherfreut" feststellte, wie immunisiert die Mitglieder gegen mein „Gedankengut" seien. Er schrieb, dass alle Mitglieder ganz genau wüssten, dass Zinnkraut, Natron, Himbeeren, Ernährungsprogramme und Schamanenpülverchen absolut nicht gegen den Krebs wirken. In Anbetracht der Tatsache, dass ein solcher Schwachsinn und Irrweg nicht weiter angepriesen werden dürfe, hatte er beschlossen, meine Seite zu schließen. Mir wurde übel. Ich fühlte mich allein gelassen und hilflos. Mein Magen fühlte sich an, als hätte ich einen Tiefschlag erhalten. In meiner Verzweiflung schrie ich innerlich immer wieder: „Ja ja, ich lasse mich sofort operieren!" Doch gleichzeitig wehrte ich mich nicht gegen diesen unseligen Zustand, sah ihm vollständig ins Auge und fühlte mich in ihn hinein, bis ich wieder ganz entspannt in meiner Mitte ruhte.

Ich kam auf die Idee, die Kraft des Geistes zu nutzen. In meiner Vorstellung pinselte ich Blase, Harnleiter und Harnröhre mit einer weißen Substanz ein. Als alle Innenflächen weiß glänzten, stellte ich mir folgende chemische Reaktion vor: In meiner Blase begann es zu brausen und zu zischen und Dämpfe stiegen auf. Nach einer Weile ebbte das Geschehen ab und die Blase und Harngänge waren makellos weiß. In den nächsten Wochen wiederholte ich diesen Vorgang immer wieder. Das Brennen in der Harnröhre reduzierte sich wieder.

Eine Zeitlang suchte ich im Internet nach Menschen, die mein Schicksal teilten. Doch es schien niemanden zu geben, der es gewagt hätte, seinen Tumor auf eigene Faust zu behandeln. Die meisten Tagebücher, die diesbezüglich im Netz veröffentlicht waren, bezogen sich auf postoperative Heilungsprozesse.

Inzwischen hatte ich das Buch „Die neue Anti-Krebs Ernährung" von Dr. Johannes Coy und Maren Franz gelesen. Der Chemiker Dr. Coy fordert noch konsequenter als Frau Dr. Budwig, den Verzehr von Zucker und Stärke einzuschränken. Dadurch soll aggressiven Krebszellen die Nahrungsgrundlage Glukose total entzogen werden. Fortan achtete ich streng darauf, nur noch kohlenhydratarme und gleichzeitig eiweißreiche Lebensmittel zu verzehren. Z.B. erfüllen Süßkartoffeln und Protein-Brote diesen Anspruch. Weizen- oder Vollkornbrote, Speisekartoffeln und Reis dagegen waren auf meiner Speisekarte ab sofort gestrichen. Auch verzichtete ich wegen der Fructose auf viele Obstsorten.

Ende März fuhr ich nach München und besuchte meine Tochter. Bei dieser Gelegenheit traf ich meinen Freund Werner. Er reiste häufig nach Taiwan, wo er mit spirituellen Meistern in Kontakt stand. Lt. seiner Aussage waren seine Meister der Meinung, dass man einen Zustand erreichen kann, in dem man völlig angstfrei ist. Damit wollte er sagen, dass alleine die Tatsache, eine Krankheit zu behandeln, von Angst zeugt. Nachdem ich über diese Aussage nachgedacht hatte, erkannte ich, dass sie eine gewisse Wahrheit enthielt. Demzufolge befand ich mich in einem Zustand der Angst. Aber ja doch, immer wieder tauchte Angst in mir auf, doch verdrängte ich sie nicht, sondern löste sie im Lichte meines Bewusstseins jedes Mal wieder auf. Ein Prozess wie Ebbe und Flut.

Nachdem ich aus München zurück war, pinkelte ich Blut. Zusätzlich schwammen im Urin zwei blutige Gewebefetzen herum. Was hatte das zu bedeuten? Hatten die Mitglieder des Blasenkrebsforums am Ende doch recht? Das Geschehen war beunruhigend. Ich begann zu recherchieren, wie sich ein Tumor ernährt. Ich fand heraus, dass sich Tumoren von Zucker ernähren und diesen direkt aus ihrer Umgebung aufnehmen. Da ihr Energiebedarf wegen ihres Wachstums steigt, bilden sie Substanzen, mit denen sie eigene Blutgefäße herstellen und somit leichter an Zucker gelangen können. Außerdem zerstören sie gesunde Zellen, wobei zusätzlich Zucker für sie abfällt. Damit ergab sich folgendes Bild: Das Blut in meinem Urin und die blutigen Gewebefetzen konnten sowohl eine positive als auch negative Ursachen haben. Positiv wäre, wenn der Abbau des Tumors Blutungen hervorrufen würde. In allen anderen Fällen wären die Blutungen dagegen weniger gut.

Ich untersuchte die Frage, wodurch sich eigentlich gutartige von bösartigen Tumorzellen unterscheiden. Die meisten Körperzellen und auch gutartige Tumorzellen gewinnen ihre Energie, indem sie Zucker unter Mithilfe von Sauerstoff verbrennen (aerobe Zellatmung). Ausnahmen machen Muskelzellen, wenn sie Höchstleistungen vollbringen müssen. Dann nämlich wird nicht ausreichend Sauerstoff in die Muskeln transportiert und die Muskelzellen stellen auf Zuckervergärung (anaerobe Gärung) um. Aber auch bösartige Tumorzellen stellen ihren Stoffwechsel auf Zuckervergärung um. Das hat aus ihrer Sicht entscheidende Vorteile: Erstens sind sie nicht mehr auf Sauerstoff angewiesen und zweitens können sie auf diese Weise Milchsäure herstellen. Mit dieser sind sie gegen die Angriffe des Immunsystems geschützt und können gleichzeitig in umliegendes Gewebe eindringen, um es zu zerstören. Dadurch gelangen sie schneller an einen Nachschub an Glucose (Traubenzucker). Ein Wort zur Glucose: Was wir allgemein als Zucker bezeichnen, ist wissenschaftlich gesehen Saccharose. Saccharose ist ein Zweifachzucker, der aus den zwei Einfachzuckern Glucose und Fructose besteht.

Ein Freund machte mich auf das Buch „Der Schlüssel zur Selbstbefreiung" von Christiane Beerlandt aufmerksam. Die Autorin stellt fest, dass der Mensch ein äußerst glückliches Wesen wäre, wenn er vollständig in Wahrhaftigkeit leben würde. Dadurch aber, dass er einen Weg beschreitet, der nicht seinem eigentlichen Sehnen entspricht, entwickelt er einen disharmonischen Zustand, der sich auf der körperlichen Ebene als Krankheit manifestiert. Daher ist die Autorin der Meinung, dass sich der Keim, also die wirkliche Ursache dafür, warum man eine bestimmte Krankheit entwickelt, auf der psychoemotionalen Ebene befindet. Dies ist die Ebene der tiefsten Gefühle und Überzeugungen eines Menschen, seiner Erwartungen und seines Selbstbildes. Zur Blase meinte sie, dass diese ein perfektes Zusammenspiel der männlichen und weiblichen Anteile in jedem Menschen fordert. Wenn also zwischen diesen beiden Polen ein Ungleichgewicht herrscht, dann entwickelt sich ein Blasentumor. Da meine linke Körperseite, also der weibliche Pol, seit jeher verspannt war, konnte Christiane Beerlandt recht haben. Habe ich aber auch tatsächlich einen Weg beschritten, der nicht meinem eigentlichen Sehnen entsprochen hätte? Als ich mich im Jahre 1979 nach einem gescheiterten Lebensentwurf auf den Weg nach Indien machte, begann ich eben den Weg zu beschreiten, der genau meinem Sehnen entsprach. Also müsste ich Frau Beerlandt's Aussagen vielschichtiger verstehen. Das aber war mir zu kopflastig.

Am 3. März erhielt ich einen Anruf von meiner Tochter Sameera. Sie hatte einen Tag zuvor auf YouTube ein älteres Video der ARD über Osho gesehen, das einen Bericht über sein Leben zeigte. Osho sagte an einer Stelle: *„Du kannst Dich von dem ganzen Irrsinn befreien, den die Vergangenheit in Dir angerichtet hat. Du musst nur zum Zeugen Deiner Gedankenprozesse werden. Beobachte nur Deine Gedanken, wie sie an Dir vorbei ziehen. Störe sie nicht und vor allem werte sie nicht. In dem Moment, wo Du sie beurteilst, bist Du nicht mehr Zeuge."* Diese Sätze ließen meine Tochter nicht mehr los. Als sie mich am folgenden Vormittag anrief, schien sie völlig durcheinander und stammelte die ganze Zeit: *„Da ist ja nichts, da ist ja nichts."*

Oshos Worte hatten ihr Zeugenbewusstsein geweckt. Vor einigen Jahren war ihr ihre spirituelle Ader bewusst geworden und nun war sie in ihre innere Leere gefallen. Ihren Verstand konnte sie nur noch irgendwo am Rande wahrnehmen. Dass dieser aus seiner untergeordneten Position heraus ständig das Wort „ich" benutzte, amüsierte sie. In mir breitete sich eine große Freude aus, denn meine Tochter hatte eine tiefe spirituelle Erfahrung gemacht. Am nächsten Tag erhielt ich von ihr folgende E-Mail: *„Alles ist gut. Alles ist beim Alten und doch neu. Die Identifikation ist weg. Danke beloved Papa, dass Du mich begleitet hast. In deep love!!!"*

In den folgenden Tagen lösten unsere gelegentlichen Telefongespräche immer wieder eine tiefe Freude in mir aus. Manchmal schwiegen wir einfach und ich lauschte ihrer Stille, die viel tiefer zu sein schien, als meine eigene. Mein Körper fing dann jedes Mal zum Vibrieren an.

Am 14. März kam mit meinem Urin wieder einmal ein Gewebefetzen heraus. Ich löffelte ihn kurzerhand aus der Toilette, steckte ihn in ein kleines Glas und brachte ihn zu meinem Hausarzt. Der schickte das Teilchen zur Untersuchung an ein Labor. Eine Woche später hatte ich das Ergebnis. Bei dem Gewebe handelte es sich um Fibrin. Dieses bildet sich beim Prozess der Blutgerinnung. Damit stand fest, dass irgendetwas in meiner Blase blutete. Ob es der Tumor war oder die Blasenwand, das wusste der Arzt natürlich nicht. Doch empfahl er mir bei dieser Gelegenheit erneut, mich schnellstens operieren zu lassen.

Als ich wieder einmal frühmorgens wach wurde, kam mir ein Vorfall in den Sinn, den ich im Alter von sieben oder acht Jahren hatte. Meine Stiefmutter war wegen irgendetwas böse auf mich und ließ mich daher zur Strafe auf Erbsen knien. Nun fühlte ich mich in die damalige Situation ein und kam mit tief verdrängten Emotionen von Wut, Empörung und Hilflosigkeit in Berührung. Ich löste diese Emotionen auf, indem ich mich auf sie konzentrierte und so lange fühlte, bis sie ganz verschwunden waren.

Ab Mitte März hatte ich wieder ein verstärktes Brennen und Stechen beim Wasserlassen. Außerdem fand sich wieder Blut im Urin. Mir kamen erste Zweifel, ob ich mich wirklich auf dem Weg der Besserung befand.

April – Juni 2013

Am 9. April ließ ich das nächste Ultraschallbild machen. Das Ergebnis war ermutigend: Der Tumor war nicht gewachsen, hatte nach wie vor eine Breite von 3,7 cm. Doch der Urologe erklärte mir erneut, dass der Tumor mit hoher Sicherheit bösartig sei. Außerdem teilte er mir mit, dass ein Ultraschallbild nicht zeigen könne, ob der Tumor bereits in die Muskulatur der Blasenwand eingedrungen sei. Daher schlug er mir vor, eine Magnetresonanztomografie (MRT) zu machen. Hierbei würde man genauer feststellen können, wie weit der Tumor fortgeschritten war.

Bis zu diesem Termin musste ich etwa sechs Wochen lang warten. In dieser Zeit stach und brannte es immer wieder beim Wasserlassen. Auch kamen mit dem Urin öfters dicke und blutige Gewebefetzen heraus. Ständig wollte sich Angst ausbreiten, doch immer wieder richtete ich meine volle Aufmerksamkeit auf sie und fühlte sie, bis ich völlig mit ihr verschmolz. Am 22. Mai war es so weit: Ich legte mich in die schmale Röhre, um eine MRT-Aufnahme machen zu lassen. Da das Gerät einen Höllenlärm machte, musste ich einen Kopfhörer aufsetzen. Es war verdammt eng in der Röhre, doch meine leichte Klaustrophobie (Angst vor Enge) hielt sich in Grenzen. Anschließend fand ein Gespräch mit dem Radiologen statt. Ergebnis: Der Tumor war nicht in die Blasenwand eingewachsen. Er hatte sich nicht nach hinten ausgebreitet und auch keine Metastasen gebildet. Allerdings gab es eine Einschränkung: An einer winzigen Stelle lag der Tumor an der Blasenwand auf. Der Radiologe schickte den Befund an meinen Urologen.

Als ich den Befund mit dem Urologen besprechen wollte, war der gerade in Urlaub, hatte inzwischen aber ein Schreiben an meinen Hausarzt geschickt. Als ich diesen anrief, stellte sich heraus, dass der Urologe der Meinung war, dass der Tumor dabei wäre, in die Blasenwand einzuwachsen. Das war eine eigenwillige Interpretation, denn so weit war der Radiologe nicht gegangen. Mein Hausarzt hielt daher an seiner Meinung fest, dass ich mich schleunigst operieren lassen sollte. Da ich nun den Befund des Radiologen selbst lesen wollte, rief ich die radiologische Praxis an und bat, eine Kopie an meinen Hausarzt zu schicken.

Kurz darauf war ich in der Praxis meines Hausarztes und ließ mir den Befund der MRT-Aufnahme zeigen. Da stand geschrieben, dass der Tumor an einer Stelle an der Blasenwand auflag und eine beginnende Infiltration aufgrund einer verminderten Blasenfüllung nicht auszuschließen sei. Das klang zwar moderater als die Aussage des Urologen, aber dennoch bedrohlich. Ich entschloss mich, binnen drei Monaten eine weitere MRT machen zu lassen.

Im Juni traten wieder leichte Schmerzen im Unterleib und Stechen beim Wasserlassen auf. Dazu kamen ständiger Harndrang und immer größere Blutfetzen (jetzt schon kleine Klumpen) im Urin. Ich wusste immer noch nicht, was das zu bedeuten hatte, sparte mir aber den Weg zum Arzt. Ich wusste genau, wie er reagieren würde: *„Sofort operieren!"*

Die Blutklumpen verschwanden bald wieder, doch die anderen Beschwerden blieben. Da kam ich auf die Idee, die Reflexzonen meiner Füße zu behandeln. Ich schaute im Internet nach, wo sich die entsprechenden Bereiche für die Blase befanden und begann dann, mich ausgiebig selbst zu massieren. Das schmerzte an den Fußsohlen, doch die Blasenbeschwerden verschwanden fast augenblicklich.

Mitte Juni rief mich meine Tochter an und berichtete über die Arbeit einer gewissen Lara´Marie Obermaier. Auf deren Homepage erfuhr ich, dass sie verschiedene Praktiken der Energiemedizin nutzt, um unerlöste Traumata aufzuspüren und mit Licht zu überschreiben. Ich setzte mich telefonisch mit ihr in Verbindung. Während wir miteinander redeten, fühlte ich eine tiefe Stille in ihrem Wesen. Das gefiel mir und so vereinbarten wir einen Behandlungstermin. Am 27. Juni war es so weit. Nach einem kurzen Einführungsgespräch begann Lara´Marie mit ihrer Arbeit. Sie entfernte verschiedene Fremdenergien, die sich angeblich in meinem Körper festgesetzt hatten. Nach der Sitzung fühlte sich der Bereich meiner linken Hüfte erstmals seit Jahrzehnten völlig frei an. Ungläubig machte ich am nächsten Tag Liegestützen, weil ich diese seit vielen Jahren wegen sofort auftretender Rückenschmerzen nicht mehr machen konnte. Und siehe da, die Muskulatur machte keine Probleme. Am gleichen Tag nahm ich meinen Hula-Hoop-Reifen (1,2 kg) und ließ ihn 250-mal um meine Taille kreisen. Normalerweise schmerzten meine Bandscheiben schon nach fünfzig Umdrehungen. Doch dieses Mal hatte ich nicht die geringsten Beschwerden. Mutig geworden stand ich am nächsten Morgen früh auf und joggte erstmals seit langer Zeit über eine längere Strecke. Eigentlich fing mein rechtes Knie bei einer solchen Belastung sofort zu schmerzen an. Doch dieses Mal verlief der Lauf völlig problemlos. Wie konnte das möglich sein?

Bisher dachte ich immer, dass Muskelblockaden entweder auf mechanische oder seelische Ursachen zurückzuführen sind. Ich war zwar vor vielen Jahren zwar bei einem Medium gewesen, das mir sagte, dass sich in meinem Körper verstorbene Wesenheiten festhielten, doch war ich bei Aussagen dieser Art immer skeptisch gewesen. Nun aber hatte mich Frau Obermaier von solchen Energien befreit. Ich machte zwei weitere Sitzungen bei ihr. Meine linke Körperseite fühlte sich fortan wesentlich entspannter an, als zuvor. Danke Lara´Marie.

Juli – September 2013

Im Juli hatte ich wieder mehrmals Blut im Urin. Auch stach und brannte es beim Wasserlassen wieder kräftig. Ich machte mir keine großen Sorgen. Bis zur nächsten MRT dauerte es nicht mehr lange und dann würde ich weiter sehen.

Da meine Frau ihre Mutter pflegte, wohnten wir seit 2011 in einem kleinen osthessischen Dorf. Viele Leute hier hatten Krebs und waren bereits operiert und mit Chemotherapie behandelt oder bestrahlt worden. Mit einigen von ihnen kam ich gelegentlich ins Gespräch. Merkwürdigerweise war niemand dabei, der sich mit seiner Erkrankung auseinandersetzte. Sie wussten nichts über den Stoffwechsel von Krebszellen und folglich auch nicht, dass der Verzehr von Zucker und Kohlenhydraten möglicherweise schädlich war. Daher verzehrten sie reichlich Fleisch, Nudeln, Kartoffeln, Reis, Brot, Wurst und nachmittags Kaffee und Kuchen. Die Meisten von ihnen war übergewichtig und keiner ihrer Ärzte hatte sie jemals auf ihre Ernährung angesprochen. Das fand ich ziemlich fahrlässig. Was ist nur los mit den Ärzten?

Anfang August stieß ich im Internet auf den Erfahrungsbericht eines Bloggers, der seinen Blasenkrebs ebenfalls selbst behandelte. Anfang 2009 wurde bei ihm per Blasenspiegelung und MRT ein Blasentumor festgestellt. Auch sein Urologe riet damals zu einer sofortigen Operation und vereinbarte sogleich einen Termin für ihn. Doch mein Schicksalsgefährte entschied sich, eine Zweitmeinung bei einem anderen Urologen einzuholen. Dieser riet ihm erst mal zu einem Ganzkörper PET-Scan (bildgebendes Verfahren der Nuklearmedizin). Die Untersuchung ergab, dass die Blase nicht nur von innen befallen, sondern bereits durch die Blasenwand hindurch gewachsen war und das sogar sehr großflächig. Der Mann schrieb, dass er sehr frustriert gewesen sei. Trotzdem entschied er sich im Mai 2009 für den alternativen Heilungsweg.

Ab Juni 2009 besuchte er fünf Wochen lang ein Zentrum für alternative Krebstherapie. Dort durchlief er verschiedene Anwendungen, die Ernährung, Entgiftung und Energiearbeit beinhalteten. Also im Prinzip dasselbe Programm, das ich privat bei mir zu Hause machte. Im Mai 2010 ließ er einen zweiten PET-Scan machen. Das Ergebnis bestärkte ihn, auf dem beschrittenen Weg weiterzugehen. Anfang 2011 wurde bei einer letzten MRT sogar festgestellt, dass der Tumor von seiner ursprünglichen Größe von 5 cm bis auf wenige Millimeter geschrumpft war. Seine Ärzte sprachen von einem Wunder.

Nachdem ich mit dem Mann über E-Mail Kontakt aufgenommen hatte, erfuhr ich, wie die Sache weitergegangen war. Im Oktober 2012 bekam er erneut einen

Nierenstau. Eine nähere Untersuchung zeigte einen neuen Tumor. Dieser hatte den Zugang zur Blase verstopft. Da er seine Anwendungen in den letzten Monaten vernachlässigt hatte, begann er sein erlerntes Ernährungs- Entgiftungs- und Energieprogramm umgehend wieder anzuwenden. Seit August 2013 arbeitete die betreffende Niere wieder einwandfrei, doch war sie inzwischen kleiner geworden.

Da ich mit dem Mann in den Folgemonaten mehrere E-Mails austauschte, erfuhr ich, dass sein Tumor bis Oktober 2013 eine Größe von 8 cm erreicht hatte. Daraufhin begann er umgehend damit, seine Einnahme von bitteren Aprikosenkernen bis zur Hochdosierung von achtzig Kernen täglich zu steigern. Ab März 2014 schließlich folgten Blasenspülungen nach Dr. Simoncini. Er schrieb mir noch, dass sich seine Frau von ihm getrennt hatte, doch wie es dann mit ihm weiterging, weiß ich nicht. Er antwortete mir nicht mehr. Entweder war er an weiteren Kontakten nicht mehr interessiert oder er war, was ich nicht hoffen will, verstorben.

Am 21. August lag ich wieder in der MRT-Röhre. Diagnose: Der Tumor hatte die Blasenwand nach wie vor nicht infiltriert. Ich fand, dass das ein ermutigendes Ergebnis war. Ein inaktiver Tumor ist doch ein tolles Ergebnis. Da er weder geschrumpft noch gewachsen war, setzte ich mich eine Woche später telefonisch mit dem Biologen Dr. Coy in Verbindung. Es ergab sich ein interessantes Gespräch und er sagte mir, dass sich Tumoren meistens verkapseln, wenn sie nicht mehr wachsen. Doch was das Blut in meinem Urin und das Brennen und Stechen beim Wasserlassen zu bedeuten hatte, darüber wollte und konnte er mir keine Antwort geben. Ich spürte aber sein Missbehagen. Auf meinen Wunsch hin mailte er mir zwei Listen mit Adressen von urologischen Praxen in Hessen und Bayern zu, die mit ihm in Verbindung standen. Ich wollte einfach mal einen Urologen konsultieren, der nicht ausschließlich auf die Schulmedizin fixiert war.

Mit einer Urologin in Wiesbaden vereinbarte ich schließlich einen Termin. Zu diesem Zweck holte ich mir bei meinem Hausarzt sämtliche Befunde ab. Als ich diese aufmerksam durchlas, entdeckte ich, dass im MRT-Befund vom 21. August leichte divertikelartige Ausstülpungen linksseitig in der Blase erwähnt wurden. Ich recherchierte umgehend im Internet und fand heraus, dass diese auf Druck und Zug manchmal bluten. Konnte es sein, dass diese Divertikel für meine Blutungen verantwortlich waren?

Am 2. September fuhr ich nach Wiesbaden. Die Urologin war ausgesprochen höflich und nahm sich viel Zeit für die Sichtung meiner Befunde. Zunächst verneinte sie meine Frage, ob Divertikel Blutungen auslösen können. Dann untersuchte sie meine Blase mittels eines Ultraschalls. Schließlich nahm sie mir Blut ab,

um einige Tests zu machen. Z.B. den Tumormarkertest. Tumormarker sind Substanzen, deren erhöhte Konzentration auf einen Tumor hinweisen können. Außerdem machte sie den von Dr. Coy entwickelten TKTL1 Test. Dieser untersucht Makrophagen (Fresszellen) auf eine erhöhte Konzentration von tumorspezifischen Strukturen. Dr. Coy beschrieb in seinem Buch: „Ein positiver Befund ist ein Hinweis auf die Energiegewinnung durch Vergärung und auf ein erhöhtes Metastasenrisiko."
Am Freitag, den 13. September erhielt ich die Befunde aus Wiesbaden. Leber-, Nieren- und sonstige Blutwerte waren völlig in Ordnung. Der Tumormarker- und der TKTL1 Test zeigten leicht erhöhte, jedoch nicht besorgniserregende Werte an. Dieses Ergebnis ließ darauf schließen, dass mein Immunsystem den Tumor im Griff hatte. Darüber war ich hoch erfreut. Ich vereinbarte einen weiteren Kontrolltest.

In den folgenden zwei Wochen wurde das Stechen beim Wasserlassen allerdings wieder stärker. Schließlich erinnerte ich mich an die Zinnkraut-Umschläge und begann, täglich zwei Stunden lang einen Umschlag auf die Blase zu legen. Die Schmerzen ließen leicht nach.

Oktober – Dezember 2013

Anfang Oktober bestellte ich nochmals Blasentropfen aus Österreich. Nach der Einnahme verstärkte sich jedoch schlagartig das Bluten. Was hatte das zu bedeuten? Ich brach die Einnahme sofort ab und die Blutungen hörten wieder auf. Dann probierte ich es später insgesamt dreimal wieder. Doch immer mit dem gleichen Resultat: Nach jeder Einnahme begann es sofort stark zu bluten.

Osho sagte einmal, dass der No-Mind unsere wahre Natur ist. Was ist No-Mind? No-Mind ist ein anderer Begriff für Bewusstsein, also der Bereich, der vom Denken nicht erfasst werden kann. Da ich auch viele Facebook-Freunde in USA habe, schrieb ich am 13. Oktober auf Englisch: *„No-mind is your real nature. Realize it and all your problems will disappear."* Einen Tag später: *„Sometimes my mind tries to create problems ... how ridiculous."*

Zum Thema No-Mind folgte am 18. Oktober dieser Eintrag: *„Das Denken ist wohl die höchste menschliche Eigenschaft. Doch ... Du bist nicht der Denker. Du bist DAS, das sich des Denkens bewusst ist. Dieser kleine Unterschied macht DEN Unterschied. Alle Deine kleinen und großen Probleme verschwinden in diesem DAS."*

Da ich zu dieser Zeit recht fleißig auf Facebook war, schrieb ich am 19. Oktober: *"Hier ist ein großes Geheimnis: Wenn Du verärgert oder wütend bist, mach kein Drama draus. Konzentriere Dich lieber auf Deine Emotion und fühle sie, bis sie aus Deinem System verschwindet. Das erfüllt Dich mit Frieden. Bist Du dazu bereit?"*

Zwei Tage später am 21. Oktober dann: *"Wenn Du ein glückliches Leben leben willst, dann lebe im Hier und Jetzt. Begehre und wünsche nichts. Denn ein solches Verlangen bedeutet, dass Du an der Vergangenheit festhältst."*

Und am 24. Oktober: *"Manchmal bist Du glücklich und manchmal unglücklich. Dieser Gegensatz ist nur ein Spiel des Verstandes. Doch Du bist nicht der Verstand, Du bist DAS, was jenseits des Verstandes ist. Und dieses DAS ist reine Glückseligkeit und Liebe. Ich wünsche allen Freunden einen schönen Tag."*

Als ich im Internet las, dass Kurkuma gegen Tumore wirkt, kaufte ich mir am 3. Dezember eine Dose mit diesen Kapseln. Und wieder dasselbe Malheur: Kurz nach der Einnahme begann es, brutal zu bluten. Ich stoppte die Einnahme sofort und das Bluten hörte wieder auf. Dann probierte ich es zwei weitere Male, doch jedes Mal traten starke Blutungen auf. Eine sehr merkwürdige Sache.

Trotz aller widriger Umständen ging es mir gut und ich veröffentliche diesen Witz auf Facebook: *„Why old men don´t get hired? At job interview human resources manager asks: What is your greatest weakness? Old man answers: Honesty. The human resources manager replies: I don´t think honesty is a weakness. Old man: I don´t really give a shit what you think."*

Am 9. Dezember wiederholte ich den TKTL1 Test. Neun Tage später erhielt ich das Ergebnis: Der Tumor hatte seine Aktivität erhöht. Mein Kopf begann sich sofort Sorgen zu machen. Angst breitete sich aus. Doch Sie wissen bereits, wie ich damit umgegangen bin.

Auf der Homepage von Dr. Coy entdeckte ich einen Hinweis, dass eine Zucker- und Kohlenhydratreduzierung alleine nicht ausreicht. Zur Unterstützung des Säure-Basenhaushalts und Optimierung des Eiweißhaushalts wäre die Einnahme von milchsauer vergorenen Lebensmitteln dringend erforderlich. Milchsaure Vergärung entsteht durch Fermentierung. Dabei wird bei Lebensmitteln durch Zugabe von Bakterien, Pilz- oder sonstigen Zellkulturen die Gärung eingeleitet. Milchsauer vergorene Lebensmittel gelten als gesund, weil sie Milchsäurebakterien enthalten, die die Darmflora positiv beeinflussen und das Immunsystem stärken. Unverzüglich bestellte ich eine Kiste Laktat-Drink Soja. Doch kaum hatte ich dieses

Getränk eingenommen, verstärkten sich die Blutungen schlagartig. Um sicherzugehen, versuchte ich es auch mit diesem Mittel drei weitere Male, doch immer wieder dasselbe Ergebnis: Schnell nach der Einnahme kam beim Wasserlassen fast pures Blut aus der Blase.

Bald gab es ein neues Problem mit den Blutungen. Bisher waren die Blutklumpen relativ klein und wurden beim Wasserlassen leicht herausgeschwemmt. Doch mit dem Laktat-Drink änderte sich das. Ab Ende Dezember war meine Blase plötzlich so voll mit Blutklumpen (Fachjargon: Koagel), dass sich der Blasenausgang verstopfte. Eines Morgens konnte ich nach dem Aufstehen kein Wasser mehr lassen. Dieses Symptom wird Harnverhaltung genannt. Trotz starken Drucks auf die Blase ging einfach nichts. Da mir der Schrecken in die Glieder fuhr, musste ich diesen zunächst verarbeiten. Dann dachte ich nach und trank schließlich einen Liter Wasser. Eine halbe Stunde später sorgte der Druck in der Blase dafür, dass es mit dem Wasserlassen klappte. Ein ganzer Haufen von dicken Blutklumpen kam mit dem Urin heraus.

Januar – März 2014

Zum Neujahr postete ich am 1. Januar folgenden Beitrag auf Facebook: *„Genieße was Dir das Leben auch immer bringt. In diesem Sinne wünsche ich Euch ein glückliches neues Jahr.* Und für einen guten Start ins neue Jahr fügte ich diesen Witz hinzu: *„A little old man shuffled slowly into an ice cream parlor and pulled himself slowly and painfully upon a stool. After catching his breath he ordered a banana split. The waitress kindly asked: Crushed nuts? No, he replied, Arthritis."*

Am 3. Januar ließ ich ein drittes MRT-Bild machen. Das Ergebnis bestätigte den TKTL1 Test: Der Tumor war größer geworden und jetzt sogar in die Blasenwand eingewachsen. Er hatte nun eine Breite von insgesamt 5,3 cm, eine Tiefe von 2,5 cm und eine Höhe von 4,6 cm. Außerdem waren zwei Parenchymzysten an den Nieren und einige kleine Zysten an den Leberlappen sichtbar. Der Röntgenarzt prophezeite mir, dass ich in große Schwierigkeiten kommen könnte, wenn ich mich nicht schleunigst operieren lassen würde. Hatten der Urologe, mein Hausarzt und die Blasenkrebsforum-Mitglieder am Ende doch recht? Meine Frau und meine Tochter beschworen mich, den Tumor umgehend entfernen zu lassen.

Am folgenden Wochenende musste ich eine Entscheidung treffen. Ich ging mit meinen beiden Hunden in einer einsamen Gegend spazieren und ließ meine ganze Wut über den Befund raus. Ich schrie, brüllte und weinte eine Stunde lang hemmungslos vor mich hin. Dann war mir klar, dass ich mich nicht operieren lassen wollte. Meine Frau war entsetzt. Meine Tochter redete mir ins Gewissen, doch ich blieb bei meinem Entschluss.

Ich begann, mich nach neuen alternativen Heilmethoden umzuschauen. Ich kam auf Schüßlersalze. Das sind verschiedene Mineralsalze in homöopathischer Dosierung. Lt. Dr. Schüßler entstehen Krankheiten angeblich durch Störungen des Mineralhaushalts der Körperzellen und können durch homöopathische Gaben von Mineralien geheilt werden. Doch nach einer einmaligen Einnahme hatte ich sofort wieder massig Blut im Urin. Das durfte doch nicht wahr sein: Der Tumor reagierte auf alle Mittel, die zu meiner Heilung beitragen sollten, mit aggressiven Blutungen.

Ich stieß auf Heilpilze, die mich sofort interessierten. Ich setzte mich mit einem Institut für Ernährungs- und Pilzheilkunde in Verbindung und ließ mich beraten. Mir wurde ein bestimmter Pilz empfohlen, den ich mir umgehend bestellte. Als Vorsichtsmaßnahme nahm ich nur eine halbe Kapsel täglich ein und hatte Glück, es kam zu keinen nennenswerten Blutungen.

Ein paar Tage später erzählte mir meine Tochter, dass ihr von einer Freundin ein Schweizer Naturarzt empfohlen wurde. Ich rief dort an und erfuhr, dass der Mann Antlitzanalysen machte. Ich schoss mit meinem Notebook ein paar Fotos von meinem Gesicht und schickte sie ihm per E-Mail. Einige Tage später stand sein Befund fest. Ich sollte drei verschiedene Heilpilze und sechs verschiedene Schüßlersalze zu mir nehmen. Diese sollten unbedingt hochwertig und glutenfrei sein. Ich kaufte die Salze in einer Apotheke und bestellte die Heilpilze im Internet. Außerdem befolgte ich den Tipp des Naturarztes, wie ich mich schnell auf einfache Weise mit Wasser entgiften konnte. Und zwar muss man einen Liter Wasser etwa zwölf Minuten lang kochen. Der Sinn besteht darin, dass sich die Moleküle des Wasser auf diese Weise verkleinern und somit besser in die Zellen eindringen können.

Als ich die Schüßlersalze eingenommen hatte, verstärkte sich wieder das Blut im Urin. Ich setzte mich mit der Naturarztpraxis in Verbindung und mir wurde empfohlen, die Tagesdosis der Salze in einen halben Liter Wasser zu geben, mit einem Plastiklöffel umzurühren und über den Tag verteilt schluckweise zu trinken. Dadurch würden sich die in den Tabletten enthaltenen Milchzucker und Kartoffelstärke im Boden absetzen. Aber auch dieser Trick brachte nichts, es begann wieder stark zu bluten. Daraufhin wurde mir empfohlen, das Wasser mit den Schüßlersalzen nicht zu rühren, sondern nur leicht zu schütteln. Aber auch dadurch änderte sich nichts: Nach der Einnahme blutete es stark. Ich setzte mich nochmals mit der Praxis in der Schweiz in Verbindung und mir wurde empfohlen, die Tagesdosis herabzusetzen. Ich entschloss mich, erst mal keine Schüßlersalze mehr einzunehmen.

Am 1. Februar konnte ich wieder einmal kein Wasserlassen. Da ich diesbezüglich schon Erfahrungen hatte, ging ich mit dem Problem ziemlich entspannt um. Ich trank einen Liter Wasser. Doch dieses Mal versperrten die Blutklumpen weiterhin den Abfluss des Urins. In mir kamen panische Gedanken auf und mein Körper begann heftig zu zittern. Offensichtlich wurde er von Stresshormonen überschwemmt. Ich beschloss, dem Stress mit Lachen entgegenzutreten. Es war grotesk: Ich konnte nicht pinkeln, mein Körper zitterte wie Espenlaub und ich lachte zehn Minuten aus vollem Hals. Anschließend trank ich einen weiteren Liter Wasser und legte die Beine hoch. Damit wollte ich erreichen, dass die Blutklumpen ihre Lage veränderten. Und tatsächlich, endlich landete eine riesige Menge an Blutklumpen mit blutrotem Urin im WC. Ich war gerettet. Der Urin war danach wieder blass gelb.

Kurz darauf wurde ich im Internet auf den Freiburger Physiker und spirituellen Heiler Pablo Andrés aufmerksam. Er steht auf dem Standpunkt, dass sich alle Krankheiten durch Karma bedingen. Um Karma aufzulösen, müssten die entsprechenden Informationen im

Kausalkörper gelöscht werden. Entsprechend der indischen philosophischen Yoga-Lehre geht er von der Annahme aus, dass wir Menschen fünf Körper besitzen: Was wir allgemein als unseren Körper bezeichnen, ist unser materieller Körper. Unser zweiter Körper ist der ätherische Körper. Dieser ist feinstofflicher und dehnt sich jenseits des materiellen Körpers aus. Manche Menschen können ihn als Aura wahrnehmen. Pablo Alemany sagt, dass wir diese beiden Körper verlassen, wenn wir sterben. Nach dem Tod existieren wir nur noch mit unserem nicht-materiellen Lichtkörper weiter. Daher fehlen uns nach dem Tod Gewicht und die Sinneswahrnehmungen des materiellen Körpers. Der nicht-materielle Lichtkörper besteht aus immer feinstofflicheren Körpern: Astralkörper, Mentalkörper und Kausalkörper. Im Astralkörper bleiben alle Gefühle und Emotionen gespeichert. Im Mentalkörper bleiben die Gewohnheiten des Denkens gespeichert. Der Kausalkörper schließlich ist eine Art Informationsfeld, der die karmische Information der Seele trägt. Die Arbeit von Pablo Andrés bestand also darin, karmische Ursachen von Krankheiten im Kausalkörper zu löschen. Obwohl mir klar war, dass eine schnelle Heilung auf diesem Weg nicht möglich war, hoffte ich im Hinterkopf eben genau darauf. Ich vereinbarte ich einen Behandlungstermin bei ihm.

Da ich seit über dreißig Jahren Vegetarier bin und mir Gedanken um meinen Eiweißhaushalt machte, kaufte ich mir am 3. Februar ein pflanzliches Eiweiß-Pulver.

Doch kaum eingenommen, blutete es beim Wasserlassen wie verrückt. Beim nächsten Toilettengang ging nichts, die Blase war schon wieder zu. Ich probierte es immer wieder, doch die Blase blieb verschlossen. In dieser Nacht kam ich nicht zum Schlafen. Da ich in der Hoffnung, Wasserlassen zu können, viel trank, wurde der Druck in der Blase immer größer. Doch obwohl ich sogar versuchte, die Blutklumpen mit Kraft herauszupressen, kamen immer nur ein paar Tröpfchen Urin heraus. Mein Gedankenapparat kam auf Touren und kreierte schlimme Angstgefühle. Doch ich hieß sie willkommen und erlaubte ihnen, sich in mir auszubreiten. Dann lösten sie sich ins Nichts auf. Letztendlich dauerte es bis vier Uhr morgens, bis ich endlich Erfolg hatte und ein riesiger Schwall Blutklumpen in der Toilette landete.

Am 6. Februar stand ich morgens um 6 Uhr auf, um zu Pablo Andrés nach Freiburg zu fahren. Doch Schreck lass nach, ich konnte schon wieder kein Wasserlassen. Ich entschloss mich, erst mal zum Bahnhof zu fahren und dort auf die Toilette zu gehen. Ich traf die Entscheidung, dass ich, falls das nicht klappen sollte, sofort meinen Urologen aufsuchen würde. Buchstäblich in letzter Sekunde landete ein riesiger Batzen Blutklumpen in der Bahnhofstoilette und ich atmete auf. Drei Minuten später saß ich im Zug.

Pablo stellte sich als Mann heraus, der nicht viele Worte machte. Er bezeichnet sich als Heilbegleiter, der weder Trauma noch einen kranken Menschen sieht. Er sieht die göttliche Vollkommenheit eines jeden Menschen und hilft ihm, sich mit dieser wahren Natur zu identifizieren. Ich wusste zwar um meine göttliche Natur, doch hoffte ich auf Pablos Arbeit. Zunächst gab er mir ein persönliches Mantra, das ich still intonieren sollte. Während ich also in Gedanken unablässig mein Mantra zitierte, ging er etwa eine Stunde lang im Kreis um mich herum und zitierte laut Sanskrit-Heilgebete. Dann berührte er mich fast unmerklich an mehreren Punkten am Kopf und verschiedene Gesichtsmuskeln begannen zu zucken. Am Nachmittag wiederholte er die Sitzung und da ich keinen weiteren Effekt bemerkte, wusste ich nicht genau, was ich von der Behandlung halten sollte. Als ich wieder im Zug saß, ging das Theater mit meiner Blase wieder los. Ich konnte die ganze Fahrt über kein Wasserlassen. Als ich endlich in Fulda ankam und auf dem Parkplatz zu meinem Wagen ging, probierte ich es im Schutz der Dunkelheit noch einmal und dann endlich kam eine riesige Menge an Blutklumpen mit dem Urin heraus.

Am 10. Februar saß ich wieder bei Pablo. Ich hatte inzwischen sein Buch „Die heilende Kraft des Betens" gelesen. Es hatte mir ausgesprochen gut gefallen und daher wollte ich es noch einmal mit ihm probieren. Wir machten eine dreistündige Sitzung und dieses

Mal war es sehr intensiv. Während ich mit geschlossenen Augen unablässig mein Mantra zitierte, stand Pablo vor mir. Plötzlich erschien ein riesiges Licht vor meinem geistigen Auge und floss in mich hinein. Das wiederholte sich mehrmals und als die Sitzung beendet war, fühlte ich mich voller Energie.

Auf der Heimfahrt wiederholte sich das Drama der letzten Fahrt: Mein Urin war zuerst blutrot, dann kam es zu einer weiteren Harnverhaltung und ich konnte ich wiederum kein Wasserlassen. Ich trank und trank Wasser und suchte immer wieder die Toilette auf. Dann endlich kam ein großer Haufen Blutklumpen mit dem Urin heraus. Doch beim nächsten Toilettengang blutete es weiter und meine Blase verstopfte sich aufs Neue. Zu Hause wurde ich dann um drei Uhr morgens endlich die ganzen Blutklumpen auf einen Schlag los. Danach hatte der Urin wieder seine normale Farbe.

Am 17. Februar erschien mir beim Einschlafen plötzlich das Bild eines schwarzen Panthers. Da er in einem Käfig stand, stufte ich diese Erscheinung als Bedrohung ein, die jedoch unter Kontrolle war. Einen Tag später war meine Blase schon wieder so verstopft, dass ich kein Wasserlassen konnte. Dieser Zustand hielt die ganze Nacht über an und ich trank viel, um die Blutklumpen mit dem Urin herauszuschwemmen. Alle zehn Minuten hatte ich das dringende Bedürfnis, auf die Toilette zu gehen, doch heraus kam immer nur ein karger Strahl an blutrotem Urin. Die Blase schmerzte mir vor lauter Druck. Ich hatte das Gefühl, dass sich eine bisher nicht dagewesene Menge an Blutklumpen gebildet hatte. Als sich die Situation bis zum nächsten Mittag nicht gebessert hatte, blieb mir nichts anderes übrig, als in die Klinik zu fahren. Das, was ich schon länger befürchtet hatte, war nun eingetreten.

In der urologischen Notaufnahme wurden mir insgesamt sieben Flaschen mit Kochsalzlösung in die Blase gepumpt und dabei enorme Mengen an Blutklumpen herausgespült. Die Ärztin schüttelte immer wieder ihren Kopf. Eine solche Masse an Blutklumpen hatte sie noch nie gesehen. Sie fragte mich mehrmals, warum ich nicht früher gekommen sei. Darauf hatte ich keine plausible Antwort.

Anschließend war für die Ärztin klar, dass der Tumor so schnell wie möglich herausoperiert werden musste. Ich war einverstanden, denn eine solche Nacht wollte ich nicht noch einmal mitmachen. Ich blieb gleich in der Klinik und abends beim Einschlafen sah ich wieder ein Symbol, dieses Mal einen Jaguar. Meine intuitive Interpretation: Was auch immer passiert, ich bin geschützt.

Einen Tag später, am 20. Februar wurde die TUR-B (**T**ransurethrale **R**esektion **B**lase) durchgeführt. Die Operation ging schnell und unproblematisch vor sich und als ich aufwachte, stand meine Frau an meinem Bett. Zwei Tage später wurde der Katheter, den ich die letzten Tage und Nächte getragen hatte, herausgezogen. Ich durfte nun meine eigene Kleidung anziehen und erhielt eine Windel, die ich in der Unterhose tragen musste. Beim ersten Wasserlassen merkte ich, warum das nötig war: Als ich Druck in der Blase fühlte und zur Toilette eilte, ging die Hälfte des Urins schon vorher in die Windel ab. Die Blasenmuskulatur war nach nur zwei Tagen erschlafft und musste sich erst wieder an ihre selbständige Arbeit gewöhnen. Anschließend wurde noch ein Ultraschallbild gemacht und dann wurde ich aus dem Krankenhaus entlassen.

Durch meine zuckerfreie und kohlenhydratreduzierte Ernährung hatte ich in den letzten 18 Monaten neun Kilogramm abgenommen. In den vier Tagen im Krankenhaus verlor ich weitere vier Kilogramm. Daher war ich nun ziemlich untergewichtig und mein Kreislauf war im Eimer.
Ein paar Tage nach der OP wurde ich von einem Freund auf den amerikanischen Naturmediziner Dr. Schulze aufmerksam gemacht. Er bietet für schwer kranke Menschen eine Obst- und Gemüsetrinkkur an, die er mit selbst entwickelten Vitamin- und Mineralienkonzentraten unterstützt. Mein Freund mailte mir als Information eine Anwendungsanleitung zu und ich las, wie wichtig neben dieser Trinkkur auch Wechselduschen für eine Genesung seien. Ich begann umge-

hend, mich morgens und abends jeweils sieben Mal abwechselnd eine Minute lang heiß und kalt zu duschen. Das tat mir gut und mein Kreislauf kam in Schwung. Doch kurz darauf fand ich eine Menge Blut im Urin. Wahrscheinlich wurde die Durchblutung während der Wechselduschen so stark angeregt, dass die noch nicht verheilte Wunde in meiner Blase zu bluten begonnen hatte. Ich hörte mit diesem Duschen umgehend auf und setzte vorsichtshalber auch noch mein persönliches Heilprogramm, wie z.B. bittere Aprikosenkerne, Vitalpilze und Knoblauch mit frischem Zitronensaft, ab. Ich befürchtete, dass ich die Wunde nochmals reizen würde. Ich nahm nur noch das Guanabana-Pulver zu mir, das ich inzwischen frisch aus Peru erhalten hatte. Doch die Blutungen hörten nicht auf. Immer wieder fand ich Blut mit leichter Klümpchenbildung in meinem Urin. Am 1. März schließlich blutete es wieder so stark, dass es zu einer neuerlichen Harnverhaltung kam. Erst am nächsten Vormittag hatte ich Glück und die ganzen Blutklumpen platschten mit dem Urin in die Toilettenschüssel. Mir kam das Ganze spanisch vor, denn ich hatte ja gar keinen Tumor mehr. Doch ich wollte nicht in die Klinik fahren, um meine Blase näher untersuchen zu lassen. Die hätten mich sofort wieder stationär dabehalten.

Am 6. März las ich das Buch „Die Kilian-Methode". Hierin beschreibt der Autor Norbert Kilian, wie er mit bitteren Aprikosenkernen seine Krebserkrankung erfolgreich behandelt hat. Ich hatte diese Kerne bereits zuvor verzehrt, doch niemals mehr als fünf Stück täglich. In diesem Buch beschreibt Norbert Kilian, dass es Völker gibt, bei denen Krebs nicht vorkommt. Dazu gehört die Volksgruppe der Hunzas, die in einem schwer erreichbaren Tal zwischen Pakistan und Indien lebt. Im Internet fand ich hierzu einen Beitrag über den englischen Arzt und Völkerkundler Robert McCarrison, der in den 1920er Jahren die Gewohnheiten der Hunzas untersuchte. Er stellte fest, dass ihre Grundnahrungsmittel aus Tschapattis (Fladen aus Weizen), Buchweizen, Hirse, Saisongemüse, etwas Sauermilchprodukte und nur wenig Fleisch bestand. Zur täglichen Nahrung gehörten frische und getrocknete Aprikosen, samt des weichen Inneren der Kerne und des Öls. Die Hunzas kannten weder Zucker, noch hatten sie viel Salz zur Verfügung. Ihren Eiweißbedarf deckten sie überwiegend aus pflanzlichen Quellen. Genauere Untersuchungen ergaben, dass die Ernährung der Hunzas circa 200mal so viel Vitamin B 17 enthielt, wie bei uns im Westen.

McCarrison machte ein Experiment mit 3600 Ratten. Er teilte sie in drei Gruppen ein und ernährte sie unterschiedlich. Die erste Gruppe bekam die landesübliche Ernährung der Hunzas. Die zweite Gruppe bekam die in Indien übliche Nahrung, die hauptsächlich aus geschältem und gekochtem Reis, gekochtem Gemüse, Nüssen und ebenfalls wenig Fleisch bestand. Die dritte Gruppe schließlich bekam Nahrung, wie sie in England üblich war: also Fleisch, Weißbrot, Vollmilchprodukte und Süßigkeiten. Die „Hunzagruppe" unter den Ratten blieb gesund bis in ein überdurchschnittlich hohes Alter. Die indische Gruppe zeigte bereits verschiedene Degenerationserscheinungen und die englische Gruppe wurde von Haarausfall, Karies, Entzündungen und Krebs geplagt. Außerdem trat in dieser Gruppe Kannibalismus auf. Aus diesen Gründen hielt Norbert Kilian Krebs für eine Vitamin-Mangelerkrankung. Er geht davon aus, dass das Immunsystem geschwächt ist, wenn dem Körper das Vitamin B17 fehlt. Die Vitamin B17 am meisten enthaltenen Lebensmittel sind bittere Aprikosenkerne. Sie enthalten zahlreiche Mineralstoffe, Spurenelemente und Aminosäuren, aber auch die Blausäureverbindung Amygdalin. Wenn man ein Päckchen bittere Aprikosenkerne im Reformhaus kauft, dann steht folgender Warnhinweis auf der Verpackung:

„Die WHO hat die Verzehrsempfehlung auf ein bis zwei Kerne pro Tag festgelegt. Bittere Aprikosenkerne enthalten Blausäure. Sie können bei Verzehr Vergiftungserscheinungen hervorrufen."

Zahlreiche Internetseiten behaupten jedoch, dass der Verzehr von bitteren Aprikosenkernen keine Blausäurevergiftung hervorrufen kann, weil Amygdalin selbst nicht giftig ist (siehe http://www.zentrum-der-gesundheit.de/aprikosenkerne-gegen-krebsia.html.). Giftig seien nur zwei seiner Abbauprodukte, nämlich Cyanid (Blausäure) und Benzaldehyd.Während Benzaldehyd sogar in Weißwein enthalten ist und daher erst in höheren Dosen schädlich ist, ist das Cyanid auch in geringsten Mengen giftig, aber nur für Krebszellen. Das liegt daran, dass im Amygdalin zwei Zucker-Moleküle enthalten sind. Um an diesen Zucker zu gelangen, bauen die Krebszellen das Amygdalin mittels ihres Enzyms Beta-Glucosidase auseinander. Dabei werden wie eben erwähnt das Cyanid und Benzaldehyd frei, die nun gemeinsam zum Ersticken der Krebszelle führen. Gesunde Körperzellen dagegen haben dieses Enzym Beta-Glucosidase nicht und können das Amygdalin demzufolge nicht knacken.

Nachdem ich das Buch „Krebs? Die Kilian Methode!" von Norbert Kilian gelesen hatte, wagte ich es und begann meinen Verzehr an bitteren Aprikosenkernen kontinuierlich zu erhöhen. Das war eine vorbeugende Maßnahme, weil ich gelesen hatte, dass Blasentumore nach dem Ausschaben schnell wieder nachwachsen. Bis Ende März hatte ich die Anzahl meiner Kerne auf täglich 30 Stück gesteigert. Vergiftungserscheinungen konnte ich nicht feststellen.

Am 7. März erschien mir abends beim Einschlafen das Symbol einer schwarzen Katze. Ich befürchtete, dass mir etwas Unangenehmes bevorstand. Tatsächlich fand sich am nächsten Tag wieder ziemlich viel Blut im Urin. In der folgenden Nacht konnte ich schon wieder kein Wasser mehr lassen. Da die Blase voll war und der Druck schmerzte, war an einen Schlaf nicht zu denken. Alle zehn Minuten trieb es mich auf die Toilette, heraus kam aber immer nur die gewohnt kümmerliche Menge an Urin. War der Tumor nach nur sechzehn Tagen schon wieder da? Unvorstellbar.

Zu dieser Zeit wurde ich auf ein Mittel namens MMS aufmerksam. MMS wurde von dem Amerikaner Jim Humble erfunden und bedeutet: „Multieffect Mineral Solution". Laut eigenen Angaben führte er mit diesem Mineralpräparat Praxistests an mehr als 75.000 Afrikanern durch, die an AIDS, Hepatitis A, B und C und den meisten Krebsformen erkrankt waren. Angeblich und unabhängig davon führte die Regierung von Malawi eigene Testreihen mit MMS durch. Die Heilungsquote lag angeblich bei 99%. Ermutigt durch solche und ähnliche Berichte besorgte ich mir 100 ml dieser Chlordioxid-Lösung. Da ich in diesem Zusammenhang auch auf das Therapeutikum DMSO (Dimethylsulfoxid) aufmerksam wurde, kaufte ich dieses Mittel gleich mit. DMSO hat die Eigenschaft, in die Haut einzudringen und sich in die entlegensten Gewebepartien des Körpers zu verteilen. Dort vermag dieser Stoff z. B. zellschädigende freie Radikale zu neutralisieren (siehe http://www.nexus-magazin.de/artikel/lesen/dmso-ein-verkanntes-wundermittel/).

Ab Ende März verabreichte ich mir prophylaktisch täglich folgende Mittel gegen den Krebs: 30 bittere bittere Aprikosenkerne, Moringa Oleifera Kapseln, Guanabana-Pulver, MMS, DMSO und Vitamin C 1000 mg Kapseln (gepuffert).

April – Juni 2014

Am 3. April sah ich beim Einschlafen oder im Traum wieder eine schwarze Katze. Ich fragte mich, was das zu bedeuten hatte. Nachdem ich die Einnahme von MMS und DMSO zunächst vorsichtig dosiert hatte, geriet mir am 4. April zu viel unverdünntes DMSO auf meinen Unterleib und es begann, wieder stark zu bluten. Es bildeten sich Blutklumpen und versperrten den Ausfluss des Urins aus der Blase auf's Neue. Wegen des hohen Drucks in der Blase kam ich in der folgenden Nacht nicht zum Schlafen. Diese unangenehme Situation wiederholte sich auch in den nächsten zwei Nächten.

Am 8. April sah ich im Traum eine Giftspinne mit braunen und beigen Längsstreifen. War das ein weiterer unheilverkündender Hinweis? In der folgenden Nacht pinkelte ich pures Blut und viele Blutklumpen kamen mit dem Urin heraus.

Am 10. April schreckte mich wieder ein Traumsymbol hoch: Ich sah eine düstere Wolkenwand am Himmel stehen. Wegen der ständigen Blutungen setzte ich alle Mittel bis auf die Aprikosenkerne und das Guanabana ab. Um das Bluten irgendwie zu stoppen, legte ich mir äußerliche Zinnkraut-Umschläge auf die Blase. Doch die Reaktion war fatal: Die Blutklumpen verdickten sich und kamen wieder einmal nicht heraus. Ein erholsamer Schlaf war in diesen Tagen nicht mehr möglich. Mein Körper vibrierte vor Anstrengung und mein Kreislauf sackte total ab. Wahrscheinlich litt ich inzwischen auch unter Blutarmut.

Um einen besseren Abgang der Blutklumpen zu ermöglichen, kam ich am 12. April auf die Idee, meinen Körper wie in der Kundalini Meditationstechnik zu schütteln. Tatsächlich wurde ich auf diese Weise einen Haufen Blutklumpen los. Doch am nächsten Tag war die Blase schon wieder blockiert. Da das Schütteln nun nicht mehr half, fragte ich mich, ob eine gymnastische Übung vielleicht Abhilfe schaffen könnte. Ich legte mich also auf den Rücken, stemmte die Hände in die Hüfte und streckte die Beine senkrecht nach oben. Eine perfekte Kerze! Doch das alles nutzte nur wenig. Die Situation besserte sich nur vorübergehend.

Ab Mitte April verzichtete ich auf alle Mittel. Ich hatte das Gefühl, dass sie die Blutungen geradezu provozierten. Offensichtlich war wieder ein Krebswachstum im Gange und ich war dagegen ungeschützt, hatte aber zugleich die Hoffnung, dass das Bluten endlich aufhören würde. Meine Erwartung erfüllte sich nur teilweise. Der Urin sah zwar wieder fast normal aus, färbte sich aber immer wieder leicht rosa. Das bedeutete, dass in meiner Blase immer noch leicht blutete. Aber immerhin hatte ich keine Probleme mehr beim Wasserlassen.

Am 24. April trank ich eine Tasse Jigoulan Tee. Dieses chinesische Heilkraut enthält sekundäre Pflanzenstoffe, welche eine ganze Reihe von gesundheitlichen Vorteilen besitzen. Außerdem soll es das Wachstum von Krebs hemmen. Leider wurden wieder umgehend heftige Blutungen ausgelöst. Und noch einmal musste ich eine schlaflose Nacht verbringen.

Da mein oberer Blutdruckwert inzwischen ständig auf unter 100 gesunken war, fühlte ich mich ausgesprochen geschwächt. Ich besorgte mir ein Kreislaufmittel, das ziemlich scharf schmeckte. Ich hatte sofort ein blödes Gefühl und tatsächlich begann es kurz nach der Einnahme sofort wieder heftig zu bluten. Nun ging das Theater mit den Blutklumpen aufs Neue los. Ich entschloss mich, nichts mehr einzunehmen, was die Wunde in der Blase irgendwie reizen könnte.

Wie waren die Blutungen nur zu stoppen? Ich brauchte einen ärztlichen Rat und suchte mir per Internet einen neuen Urologen. Ich fand einen in der Nähe, bei dem ich am 28. April einen Termin hatte. Nachdem er mich per Ultraschall untersucht hatte, sagte er mir, dass diese Blutungen nicht zu stoppen seien und mir nichts Anderes übrig bliebe, als mich schleunigst ins Krankenhaus zu begeben und mir die Blase entfernen zu lassen (Zystektomie).

Zum Thema Blasenkrebs recherchierte ich im Internet: Lt. „http://forschungsverbund-blasenkarzinom.-

de" erkranken in Deutschland jährlich über 25.000 Menschen an Harnblasenkarzinomen. Damit ist der Harnblasenkrebs die vierthäufigste Krebsneuerkrankung bei Männern. Bei Frauen liegt dieser Krebs an achter Stelle. Der Forschungsverbund-blasenkarzinom.de berichtet weiterhin, dass lt. vorliegenden Langzeitergebnissen bis zu dreißig Prozent aller Patienten innerhalb von fünf Jahren nach einer radikalen Blasenentfernung einen Tumorfortschritt im gesamten Organismus entwickeln. Der Gedanke an eine Zystektomie wurde mir immer unsympathischer.

Anfang Mai machte ich einen Arzt in Darmstadt ausfindig, der sich ausschließlich auf die Behandlung von Krebs spezialisiert hat. Auf seiner Homepage fand ich heraus, dass er Infusionen mit Vitamin B17, MMS und hochdosiertem Vitamin C verabreicht. Außerdem empfahl er Thymuskuren, Milzzelltherapie usw. Da er sich mit seiner Therapie ganz auf meiner Wellenlänge befand, vereinbarte ich einen Termin in seiner Praxis. Nachdem sich der Arzt meine Geschichte angehört hatte, schlug er mir vor, dass er erst mal mit niedrig dosierten Vitamin B17 Infusionen beginnen wolle. Auf meine Frage, was zu tun sei, wenn es während oder nach einer solchen Infusion wieder mit den Blutungen losginge, empfahl er mir das homöopathische Mittel „Phosphoricum". Ich war wegen der Infusionen jedoch unschlüssig und fuhr wieder nach Hause. Am nächsten Tag besorgte ich mir das Phosphoricum in einer Apotheke.

Obwohl mein Urin leicht rosa war, wagte ich zehn Tage später den Test und aß drei Aprikosenkerne. Und prompt begann es wieder heftig zu bluten. Sofort nahm ich das Phosphoricum ein und stellte kurz darauf fest, dass das Blut im Urin genauso reagierte, wie bei den Zinnkraut-Umschlägen. Es verdickte sich und schwamm im Urin herum wie eine geleeartige Masse. Schließlich verstopften die Blutklumpen auch noch die Blase. Eine Infusion mit Aprikosenkernen kam für mich daher nicht in Frage und ich verzichtete auf weitere Besuche bei diesem Arzt.

Mitte Mai suchte ich einen Facharzt für innere Medizin und Naturheilverfahren auf. Nach einer gründlichen Anamnese machte er mir eine Reihe von Therapievorschlägen. Doch zu den häufigen Blutungen wusste er nichts zu sagen. Wegen meines entkräfteten Zustands und Gewichtsverlusts verschrieb er mir eine zuckerfreie Trinknahrung von Dr. Coy. Davon sollte ich täglich den Inhalt von drei Packungen mit je 250 ml trinken. Nach einem Probetrunk von nur 70 ml reagierte meine Blase wie gewohnt und begann heftig zu bluten. Gab es denn überhaupt keine Möglichkeit, diese Blutungen zu stoppen?

In der Hoffnung auf Hilfe wandte ich mich an die Gesellschaft für „Biologische Krebsabwehr". Dieser unabhängige und gemeinnützige Verein hat sich ganzheitlichen Zielen verschrieben und unterstützt Krebspatienten, Angehörige und Therapeuten. Der Arzt, der mich telefonisch beriet, machte mir verschiedene Therapievorschläge; Insbesondere nannte er ein Krebsmittel namens „Immucothel". Dieses Mittel soll das Immunsystem stärken und Krebszellen bekämpfen. Doch ich war mir nicht sicher, ob dieses Mittel meine Wunde in der Blase nicht völlig aufreißen würde. Als ich mit dem Arzt ein paar Tage später über dieses Problem reden wollte, war er bereits für drei Wochen im Urlaub.

Meine Situation war grotesk. Ich hatte ein wachsendes Krebsgeschwür in der Blase, das ich nicht behandeln konnte. Da der obere Wert meines Blutdrucks nun teilweise unter 90 sank und mein Puls gleichzeitig 80 Schläge pro Minute aufwies, fühlte ich mich völlig geschwächt. Bereits normales Gehen auf kurzen Strecken verursachten Schwindelgefühle und beim Bücken wurde mir schwarz vor den Augen. Zudem begann der Tumor ein bis zweimal täglich zu bluten, obwohl ich gar kein Mittel mehr einnahm. Ich begann daran zu zweifeln, dass sich die Blutungen des Tumors jemals stoppen lassen würden.

Da sich der Tumor gegen jede körperliche Behandlung wehrte, wollte ich etwas für meine Seele tun. Ich fand den Heilpraktiker Ulrich Zessin, der mit Psychokinesiologie arbeitete. Diese Behandlungsform wurde von dem Arzt und Schmerztherapeut Dr. Klinghardt entwickelt. Dabei geht es darum, unerlöste seelische Konflikte aufzudecken und aufzulösen. Am 22. Mai suchte ich den Heilpraktiker auf. Mittels verschiedener Muskeltests befragte er mein Unterbewusstsein nach energetischen Blockaden und stieß dabei auf ein Nierenproblem. Ein tieferes Nachfragen ergab, dass es sich dabei um eine Verletzung seitens meiner Mutter handelte. Da die Niere zum Harnsystem gehört und sich auf meinen beiden Nieren zudem je eine große Zyste befand, fragte er meine Muskeln ab, ob sie bereit wären, die Blockade loszulassen. Nachdem er eine positive Antwort erhalten hatte, löste er die Blockierung auf. Ich fühlte mich nach der Sitzung total entspannt und war überrascht, dass diese Entspannung auch in den nächsten Tagen anhielt.

Da mir meine Tochter eine sog. Scio Therapie ans Herz gelegt hatte, fuhr ich eine Woche später nach Hanau und ließ mir von einer Heilpraktikerin eine Scio Sitzung geben. Dabei wurde ich an ein computergesteuertes Quanten-Biofeedback/Bioresonanz-System angeschlossen, das den Körper sowohl bioenergetisch analysieren, als auch ausbalancieren kann. Die Sitzung dauerte etwa zwei Stunden und das Gerät zeigte viele energetische Mängel in meinem Körper an. Die Heilpraktikerin war erschrocken, denn ihrer Meinung nach stand ich kurz vor einem körperlichen Burnout. Nachdem die Analyse abgeschlossen war, begann das

Biofeedback-System meinen Energiemangel auszugleichen. Ich hatte tatsächlich das Gefühl, Energie zu tanken. Nach der Sitzung riet mir die Heilpraktikerin dringend an, mich wieder stärker mit Kohlehydraten und Obst zu ernähren. Sonst lief ich ihrer Meinung nach Gefahr, an Auszehrung zu sterben. Schließlich verschrieb sie mir zwei homöopathische Mittel, die die Blutungen stoppen sollten.

Am nächsten Tag fühlte ich mich immer noch sehr energetisch und begann, die beiden Mittel einzunehmen. Doch meine täglichen Blutungen zeigten sich völlig unbeeindruckt. Und dabei bildeten sich wie immer Blutklumpen, die erst im Laufe des Tages und der folgenden Nacht beim Wasserlassen herausgespült wurden. Diese Blutklumpen verursachten wie immer ständige Schmerzen in der Blase.

Ein paar Tage darauf sah ich im Halbschlaf für den Bruchteil einer Sekunde eine widerliche Kreatur. Sie war knallrot und zeigte mit dem Finger auf mich, so als wollte sie sagen: *„Du gehörst mir!"* Kam dieses Menetekel aus meinem Unterbewusstsein? Ich hatte keine Ahnung und kam auf die Idee, einen tibetischen Heiler zu fragen. Soviel mir bekannt war, kennen sich die Tibeter mit bösen Geistern aus. Ich forschte also im Internet nach und wurde fündig. Es gab ein Institut, das hin und wieder tibetische Ärzte nach Deutschland kommen ließ. Zufällig war ein Arzt eine

Woche später in meiner Nähe und ich vereinbare einen Termin.

Als ich vor dem Arzt saß, hörte er sich in Ruhe meine Geschichte an und machte dann an beiden Handgelenken eine Pulsdiagnose. Er begriff, dass mich die ständigen Blutungen stark geschwächt hatten und gab mir drei verschiedene Päckchen mit Kräuterpillen mit, die ich jeweils morgens, mittags und abends einnehmen sollte. Zu dem widerlichen Wesen hatte er leider keine Meinung. Komischer Tibeter! In den folgenden Tagen hatte ich den Eindruck, dass die Pillen die Blutungen eher verstärkten. Daher reduzierte ich die Einnahme-Menge um die Hälfte, hörte aber nach einer Weile ganz auf damit.

Wir wohnten immer noch im Haus meines Schwagers, wo meine Frau ihre Mutter pflegte. Wie das in den besten Familien vorkommt, hatten meine Frau und ihr Bruder öfters Zoff miteinander, bis sie sich eines Tages völlig überwarfen. Bald darauf fiel unser Telefon- und Internetzugang immer wieder für ein bis zwei Wochen aus. Ich sprach meinen Schwager an und er schob die Schuld auf den Telefonanbieter. Da ich für meine Recherchen das Internet aber dringend brauchte, bat ich ihn mehrmals, sich um das Problem zu kümmern. Als die Verbindung eines Tages gar nicht mehr zustande kam, besorgte ich mir einen Surfstick. Durch einen Versprecher meiner Schwägerin wurde mir später klar, dass mein Schwager unsere Rufnummer in seiner Fritzbox deaktiviert hatte. Wollte er uns aus dem Haus mobben? Für einen Mann, der in der hiesigen Gemeinde einen leitenden Posten innehatte, fand ich das ziemlich kleinkariert. Aber das war kein Beinbruch, wir beantragten eine eigene Rufnummer, die von der Telefongesellschaft dann Anfang Juni eingerichtet wurde.

Eine Freundin meiner Tochter mit dem Namen Sahar ist eine Geistheilerin. Ich rief Sahar an und sprach mit ihr über meine Erkrankung. Da sie behauptete, Medium für einen aufgestiegenen Meister zu sein, stellte ich ihm Fragen zu meiner Erkrankung. Der Meister sah die Ursache in den Verhältnissen, die ich in meiner Kindheit hatte. Er behauptete, dass meine Eltern unaufhörlich miteinander stritten, ohne jemals auf mich Rücksicht zu nehmen. Ich fragte mich, wieso er das wissen konnte. Er machte mich sogar darauf aufmerksam, dass meine Eltern bereits stritten, als ich noch ein Baby war. Er sagte, dass ich oft hilflos in der Wiege lag und vor Angst und Schrecken schrie und brüllte. Doch schon zu diesem Zeitpunkt nahmen meine Eltern keine Rücksicht auf mich. Auf diese Weise lernte ich sehr früh, dass ich mich nicht durchsetzen konnte. Der Channel sagte, dass darin die Ursache verborgen war, dass ich immer Hemmungen im Leben hatte, mich für meine Ideen und Projekte einzusetzen. Nichtsdestotrotz, so behauptete er, hatte ich mir genau diese Familie für meine Inkarnation ausgesucht. Denn die Aufgabe meiner Seele bestand darin, trotz aller widrigen Umstände, in meine Kraft zu kommen. Vielleicht hatte ich diese Aufgabe bisher nicht gemeistert. Denn nun befand ich mich in derselben Situation, wie als Kind: Ich war an Krebs erkrankt und musste mir hilflos ansehen, wie ich immer schwächer und schwächer wurde. Auch meine Lebensumstände zeigten, dass ich als nunmehr 68-jähriger Mann in einem Haus lebte, in dem ich nicht willkommen war. Ein finanzielles Polster, welches mir eine gewisse Unabhängigkeit ermöglicht hätte, hatte ich mir nie erarbeitet.

Da der Channel der Meinung war, dass ich Heilkraft in den Händen habe, gab mir die Freundin meiner Tochter verschiedene Übungen, mit denen ich mir selbst helfen konnte. Außerdem gab sie mir die E-Mail-Adresse eines ayurvedischen Arztes, der im Himalaja lebt. Dort arbeitet er und versendet Medikamente in alle Welt. Seine Diagnosen erstellt er anhand von Antlitzanalysen. Am 18. Juni sandte ich diesem Arzt zwei neue Fotos per E-Mail zu.

Kurz darauf machte ich einen neuen Urologen ausfindig und suchte ihn auf. Nachdem er mich mittels eines Ultraschalls untersucht hatte, eröffnete er mir, dass meine rechte Niere staute. Er legte mir nahe, mich sofort ins Krankenhaus zu begeben. Da ich aber auf die Diagnose des ayurvedischen Arztes wartete, war ich noch nicht bereit für die Klinik.

Am 27. Juni war meine Blase vollkommen zu, so dass ich kein Wasser mehr lassen konnte. Ich wartete die ganze Nacht ab, doch es ging nichts. Am nächsten Tag fuhr ich in die Nothilfe des Klinikum Fulda. Der Arzt versuchte mehrmals, den Urin mechanisch auszuleiten, was dieses Mal jedoch misslang. Er machte mich darauf aufmerksam, dass meine rechte Niere gerade dabei sei, abzusterben. Dabei redete er mir ins Gewissen, meine Blase schnellstens entfernen zu lassen. Ich fuhr unverrichteter Dinge wieder nach Hause. Dort ging mein Urin plötzlich mit einem ganzen Schwall Blutklumpen ab.

Ich begann, die Übungen, die ich von der Geistheilerin bekommen hatte, anzuwenden. Zu meiner Überraschung hörten die Blutungen langsam auf, bis sie nach einigen Tagen ganz versiegten. Ich schöpfte Hoffnung.

Juli – September 2014

Am 1. Juli bekam ich eine Antwort aus Indien: Der Arzt teilte mir mit, dass es für seine Medikamente viel zu spät sei. Seiner Meinung nach war mein gesamter Harntrakt bereits weitgehend metastasiert und ich sollte mir, um meine Niere zu retten, schnellstens die Blase entfernen lassen. Ich fühlte mich wie vor den Kopf geschlagen. Mein ganzer Glaube, Krebs alternativ heilen zu können, hatte sich in diesem Moment als Irrweg herausgestellt. Die ständigen Blutungen hatten mir einen Strich durch die Rechnung gemacht. In mir machten sich starke Gefühle der Enttäuschung breit und ich brauchte ein paar Minuten, um wieder in meine Mitte zu kommen. Dann rief ich die Klinik an und vereinbarte einen Operationstermin.

Eine Operation bedeutete, dass man mir die Blase, Samenblase, Prostata und viele lokale Lymphknoten herausschneiden würde. Die Vorstellung, ohne Blase leben zu müssen, war furchterregend. Außerdem konnte es während und nach der Operation zu vielen Komplikationen kommen. Ich recherchierte nochmals im Internet und fand heraus, dass sich die meisten Patienten nach dieser OP nie wieder richtig gesund fühlten. Sie litten hauptsächlich an Impotenz, Inkontinenz und monatelangen Darmproblemen. Die ganze Aussicht löste enorme Ängste in mir aus. Und immer wieder stellte ich mich ihnen und blickte ihnen so lange ins Auge, bis sie sich auflösten.

Ein weiteres Problem stellte mein Allgemeinzustand dar: Durch die lange Zeit der kohlenhydratreduzierten und zuckerlosen Ernährung war ich noch mehr abgemagert. Ich hatte zwar begonnen, wieder stärkereichere Ernährung zu mir zu nehmen, doch mein Körper fühlte sich seit Wochen völlig kraftlos an. Mein Blutdruck bewegte sich in der Regel zwischen 90/53 und 100/60.

In den folgenden Tagen fühlte ich mich hilflos wie als Kind. Jeder Gedanke an die bevorstehende Operation löste entsetzliche Ängste in mir aus. Ich musste ihre Anwesenheit bewusst annehmen und eins mit ihnen werden. Obwohl mir rational bewusst war, dass diese Operation mein Leben retten konnte, löste mein Kopf immer wieder neue Panik aus. Doch ich verlor mich nicht in meiner Angst, sondern fühlte und löste alle Ängste immer wieder auf.

Ich möchte noch einmal klarstellen, was Akzeptanz von Ängsten bedeutet. Ich sage nicht zu mir selbst: „Hallo, jetzt beruhige Dich doch wieder. Mach Dir schöne Musik oder lenke Dich irgendwie anders ab." Nein, Akzeptieren heißt, die Angst auf der Gefühlsebene anzunehmen. Ich wiederhole es gerne immer wieder, dass man allen Emotionen ins Auge schauen muss. Und das bedeutet, dass man sie lässt, wie sie sind. Dann nehmen sie ihren natürlichen Weg und lösen sich ins Nichts auf.

Meine Tochter riet mir, bis zum OP-Termin unbedingt eine Quanten-Heilungs-Sitzung zu machen. Sie war der Meinung, dass diese mir helfen würde, mit dem Thema „Operation" entspannt umzugehen. Um sie zu beruhigen, tat ich ihr den Gefallen. Ich suchte im Internet also nach einem Quanten-Heiler. Ich fand die Homepage eines Therapeuten, der in meiner Nähe wohnte und die entsprechende Arbeit anbot. Da ich nicht genau wusste, wie eine solche Sitzung ablief, ließ ich mir das am Telefon erklären. Er war der Meinung, dass Blasenkrebs aus verdrängter Wut entsteht und dass er die genaue Ursache meiner Krebserkrankung herausfinden könnte. Interessanterweise war er vor einigen Jahren selbst an einem Blasenkrebs erkrankt und schien zu wissen, wovon er redete. Er sagte, dass ich im Laufe dieser Sitzung verdrängte Gefühle erlösen und die Ursache auf der Informationsebene löschen könnte. So einfach sollte das sein und da ich an meine Tochter dachte, vereinbarte ich einen Termin.

Ein paar Tage später machte ich mich auf den Weg. Kurz vor dem Ziel kam mir ein blumengeschmücktes Hochzeitsauto entgegen und ich konnte für einen Moment das glückliche Brautpaar sehen. Das empfand ich als gutes Vorzeichen. Die Sitzung spielte sich schließlich genauso ab, wie am Telefon beschrieben. Mit sehr einfachen Fragen führte mich der Therapeut an den Punkt, der mich seit meiner Kindheit schmerzte. Als ich sechs Jahre alt war, hatte meine Mutter meinen Vater verlassen und mich nicht mitgenommen. Einer meiner kindlichen Persönlichkeitsanteile war immer noch sehr wütend auf sie und ich hatte diese Wut bis zum heutigen Tage in mir getragen. Auch auf meinen Vater war ich sehr wütend, denn ich hatte ihm die Schuld an der Trennung zugeschrieben. So war ich zwar erwachsen geworden, doch auf der unbewussten Ebene eben immer noch ein kleines verletztes Kind geblieben. In einem jahrzehntelangen Prozess hatte der seelische Schmerz vor sich hingebrütet und sich vielleicht als Blasenkrebs in meinem Körper manifestiert.

Nun machte sich der Therapeut an die Auflösung meines alten Traumas. Den Ablauf habe ich nicht mehr in genauer Erinnerung. Doch waren mir meine Eltern anschließend näher als je zuvor. Und darüber war ich sehr glücklich. Alle Vorbehalte, Wut und Traurigkeit ihnen gegenüber schienen aus meiner Seele verschwunden zu sein. Ich fühlte mich auch Tage später immer noch verjüngt und erfrischt. Ich hatte das Gefühl, dass der Krebs eine seiner Antriebsfedern verloren hatte. Natürlich würde ich nicht um die Operation herumkommen. Doch bis dahin blieb mir noch eine Woche Zeit.

Kurz darauf starb unsere Hündin Lucie. Sie bekam beim Gassi gehen plötzlich epileptische Anfälle und fiel mitten auf dem Gehweg hin, wo ihre Körperglieder in Zuckungen verkrampften. Wir brachten sie umgehend zum Tierarzt, der ihr für eine genauere Diagnose Blut abnahm. Das Ergebnis sollte uns nach dem folgenden Wochenende bekannt gegeben werden. Doch Sonntagnacht wiederholten sich die Anfälle und am Montagmorgen fanden wir Lucie tot in ihrem Körbchen. Wir waren sehr traurig.

Am Mittwoch, den 16. Juli fand ich mich morgens um 7:00 Uhr in Begleitung meiner Frau in der Klinik ein. Zunächst klärte uns ein urologischer Oberarzt umfangreich über die bevorstehende Operation auf. Man würde mir Harnblase, Samenblase, Prostata und Lymphknoten im Beckenraum entfernen. Der Urin würde nach der OP über ein Urostoma in einen am Bauch angebrachten Beutel ausgeleitet. Zu diesem Zweck würden die beiden Harnleiter, durch die der Urin normalerweise von der Niere aus in die Blase läuft, abgeschnitten, miteinander vernäht und an diesem Urostoma befestigt. Ein Urostoma ist eine chirurgisch herbeigeführte Öffnung, die etwa 5 cm schräg unterhalb des Bauchnabels liegt. In diese Öffnung würde man als Urinreservoir ein Stück von meinem Dünndarm einlegen und innen an der Bauchhaut befestigen. Künftig würde ich also ein kleines Loch im Unterbauch haben, durch das ein Stückchen Darm herausschauen würde. Den Urinbeutel müsste ich bei Bedarf dann natürlich ständig leeren. Außerdem musste dieser Beutel wegen der Infektionsgefahr täglich, spätestens alle zwei Tage gewechselt werden.

Schließlich kam der Arzt auf meine Sexualität zu sprechen. Da sich mein Krebs im fortgeschrittenen Stadium befand, mussten neben den eben erwähnten Geschlechtsorganen auch Nervenstränge entfernt werden, die für die Erektion wichtig waren. Damit war klar, dass ich künftig keine Erektion mehr haben konnte. Der Arzt fragte mich, wie ich dazu stehen würde. Meine Frau und ich guckten uns an und waren uns einig, dass dies kein Problem für uns darstellte. Als der Arzt mir schließlich erklärte, dass man mir während der OP zwei Schienen in die Harnleiter einschieben würde, um anschließend einen guten Urinabfluss zu gewährleisten, begann mich das ganze Gespräch zu überlasten. Als meine Frau ihn fragte, wann diese beiden Harnleiterschienen wieder herauskämen, antwortete er, dass dies bald nach der OP geschehen würde. Dann jedoch fügte er hinzu, dass ich hoffentlich nicht zu den Patienten gehörte, denen diese Harnleiterschienen dauerhaft erhalten blieben. Als meine Frau ihn fragte, wann dies der Fall wäre, antwortete er, dass das nur dann passiert, wenn der Urin dauerhaft schlecht abfließt. Ein solcher Fall würde aber nur selten vorkommen. Er fügte dann hinzu, dass die beiden Harnleiterschienen dann aber alle sechs Wochen ausgetauscht werden müssten. Nun wurde es mir zu viel, ich schaltete ab, schloss meine Augen und dachte mir: „Lasst mich alle zufrieden, ich fahre jetzt nach Hause und will einfach nur in Ruhe sterben!" Während der Arzt weiter redete, gab ich innerlich vollkommen auf. Doch plötzlich wurde ich tief in mir einer Energie gewahr, die ich am besten mit Kampfgeist beschreiben möchte. Vielleicht handelte es sich auch um den sog. Überlebenswillen. Auf jeden Fall wurde mir augenblicklich klar, dass ich diese Operation machen würde. Noch ein paar Unterschriften, ein aufmunternder Händedruck des Arztes und das Gespräch war beendet. Anschließend bezog ich mein Zimmer. An diesem und am nächsten Tag wurden verschiedene Untersuchungen gemacht, und da ich inzwischen anämisch war, bekam ich eine Bluttransfusion. Einen Tag später fand der große Eingriff statt.

Die Operation dauerte knapp fünf Stunden und als ich aufwachte, lag ich auf der Intensivstation. Da alles gut verlaufen war, wurde ich am nächsten Morgen auf die sog. Wachstation verlegt. Dort ging es mir nicht gut. Insgesamt lagen je drei Patienten in einem in der Mitte aufgeteilten Raum und an Ruhe war nicht zu denken. Verschiedene Apparate piepsten ständig, die Krankenschwestern gingen ein und aus und irgendjemand stöhnte immer. Schließlich kam ich mit Gefühlen in Kontakt, die ich seit meiner Kindheit nicht mehr in dieser intensiven Form erlebt hatte: Ich fühlte mich ungeliebt, einsam und verlassen und musste viel weinen. Dann bekam ich eine Harnwegsinfektion mit hohem Fieber und heftigem Schüttelfrost. Da in diesen Tagen eine Hitzewelle in Deutschland herrschte und mein Zimmer in der prallen Sonne lag, fror und schwitzte ich zur gleichen Zeit. Zwei Tage lang befand ich in diesem Zustand, dann wurde mir klar, wie bedingungslos ich von meiner Frau und Tochter geliebt wurde. Von diesem Moment an geschah eine tiefe Heilung in mir. Es war, als wäre meine Seele krank gewesen und nun begann ich, mich geborgen und glücklich zu fühlen. Jetzt machte sogar meine ganze Krebserkrankung einen Sinn. In den folgenden Tagen musste ich weiterhin viel weinen, doch nicht mehr aus Selbstmitleid, sondern vor lauter Glückseligkeit.

Am 22. Juli wurde ich auf ein Zweibettzimmer verlegt. Die Ruhe tat mir gut und hier endlich konnte ich mich entspannen. Zwei Tage später zog ich in ein Einzelzimmer um. Hier störte mich niemand mehr und ich konnte z. B. fernsehen, wann immer ich wollte. Zu diesem Zeitpunkt steckte je eine Schiene in meinen Harnleitern, die gemeinsam in dem Stomabeutel mündeten. Diese Harnleiterschienen sind flexible dünne Katheter, deren Sinn es wie gesagt war, die Harnleiter nach der Operation geweitet zu halten, damit der Urin ungehindert aus der Niere abfließen konnte.

Da die beiden Harnleiterschienen nicht als Dauerzustand gedacht waren, wurde mir am 1. August die rechte Harnleiterschiene entfernt. Doch Stunden später bekam ich eine weitere Harnwegsinfektion. An diesem Tag waren gerade meine Tochter, ihr Lebensgefährte und mein kleiner Enkel aus München zu Besuch gekommen. In ihrer Anwesenheit bekam ich Schüttelfrost und musste mich mehrmals übergeben. Ich bekam Infusionen mit Antibiotika und fühlte mich bald besser.

Am 5. August wurde die Schiene auch aus dem linken Harnleiter gezogen und der Urin musste nun ohne Hilfsmittel abfließen. Zwei Tage danach gab es wieder Komplikationen: Ich bekam einen Nierenstau. Ursache waren wahrscheinlich Schwellungen im beiden Harnleitern, hauptsächlich jedoch links. Daher sollten mir die Harnleiterschienen auf's Neue eingesetzt werden. Doch dieses Vorhaben misslang und so musste die Niere am 15. August punktiert werden. Dieser Eingriff fand unter Vollnarkose statt. Als ich aus der Narkose erwachte, erfuhr ich, dass die OP misslungen war. Die beiden Harnleiterschienen hatten sich nicht (vom Rücken über die Nieren) in die Harnleiter durchschieben lassen. Daher hatten mir die Ärzte ein beidseitiges Nephrostoma eingebaut. Das war eine künstlich angelegte Verbindung zwischen Niere und Rückenoberfläche, die nun meiner Harnableitung diente. Zwei Schläuche führten somit aus meinem Rücken in zwei Urinbeutel, die links und rechts an meinem Krankenhausbettgestell befestigt waren. Meine beiden Harnleiter und mein Urostoma waren damit erst mal außer Betrieb gesetzt.

Am 18. August wurde der Versuch unternommen, mich von meinem Nephrostoma zu befreien. Dazu musste ich wieder auf den OP-Tisch, wo zwei Harnleiterschienen durch die Nieren in die Harnleiter geschoben werden sollten. Auf der rechten Seite gelang das Vorhaben, der linke Harnleiter aber war offensichtlich immer noch geschwollen oder sogar metastasiert, so dass mir das Nephrostoma auf dieser Seite erhalten blieb. Als ich nach genau fünf Wochen Klinikaufenthalt am 19. August aus der Klinik entlassen wurde, trug ich links einen Schlauch am Rücken. Dieser mündete in einem Beinbeutel, in den mein Urin abfloss. Rechts war der Urinabfluss über den Harnleiter in meinen Urinbeutel wieder in Betrieb. Meine Frau brachte mich vom Krankenhaus direkt zur Rehabilitation in die Klinik Bellevue nach Bad Soden-Salmünster. Mit im Gepäck hatte ich meinen Entlassungsbericht aus der Klinik. Meine Diagnose lautete: Urothelkarzinom der Harnblase pT3b pN1 R1 G1. Hier die Übersetzung: Malignes Karzinom des Übergangsgewebes, welches die ableitenden Harnwege auskleidet - Stadium 3.1 – 4.0 mm höheres Risiko - Mikrometastasen in regionären Lymphknoten – Resttumor vorhanden, nur unter dem Mikroskop erkennbar – Die Tumorzellen sind gut differenziert, d.h. sie besitzen noch das Aussehen von Schleimhautdrüsenzellen, wie sie in der Darmwand vorkommen.

In der Reha wurde ich zunächst von einer Urologin untersucht. Dann legte sie meinen Therapieplan fest. Zur körperlichen Kräftigung nahm ich in den folgenden drei Wochen nun an Ergotherapie, konzentrativen Entspannungs-, Atem- und Gehübungen teil. Zwischendurch Mahlzeiten im Speisesaal, Sonnenbäder auf einer schönen Terrasse oder Ruhen in meinem Zimmer mit herrlichem Blick auf den Spessart. In der Klinik Bellevue wurden nur Krebskranke rehabilitiert. Im Speisesaal herrschte immer munteres Geplauder, anschließend aber waren die meisten Patienten in sich gekehrt und verschwanden schnell in ihren Zimmern.

Wie gesagt lief mein Urin auf der linken Seite nun durch das Nephrostoma in einen Beinbeutel, während er rechts über den Harnleiter durch das Stoma in den Urinbeutel ablief. Beim Schlafengehen brachte ich zwei Nachtbeutel an. Das musste sein, weil die beiden Tagbeutel zu wenig Fassungsvermögen für die ganze Nacht hatten. Morgens musste ich die beiden Nachtbeutel wieder abmachen, reinigen und für den nächsten Abend vorbereiten. Diese Arbeit wurde mir bald zu täglichen Routine.

Ich bekam in den nächsten drei Wochen viel Besuch. Meine Frau kam alle drei Tage, mein Bruder und seine Frau mit meinen beiden Neffen mehrmals, meine Fast-Schwägerin Bärbel und mein Neffe Simon ebenfalls und am 5. August schließlich meine Tochter, ihr Lebensgefährte und mein kleiner Enkel. Wer auch immer zu mir kam, ich fühlte mich unendlich dankbar für die Besuche, weil sie mir viel bedeuteten. Die drei

Wochen vergingen wie im Flug. Am 9. September holte mich meine Frau ab und brachte mich nach Hause. Körperlich ging es mir besser, aber Pancho hatte unter meiner Abwesenheit gelitten. Er wirkte niedergeschlagen und war taub geworden.

Zu Hause gab es wieder köstliches Essen von meiner Frau. Auch begann ich, die Medikamente einzunehmen, die ich inzwischen bei dem ayurvedischen Arzt in Indien bestellt und erhalten hatte. Nun begann ich, mich täglich besser zu fühlen. Nach einer Woche fühlte ich mich so stark, wie seit Jahren nicht mehr. War das auf das gute Essen, die Zuneigung zu Hause oder die Medikamente aus Indien zurückzuführen? Wahrscheinlich lag es an einer Mischung von allem.

Am 16. September suchte ich meinen Urologen in Fulda auf. Zunächst wechselte er den Verband des Nephrostoma. Dann sprachen wir über meine Situation. Er war der Meinung, dass mir das Nephrostoma ein Leben lang erhalten bleiben würde. Diese Aussicht gefiel mir gar nicht. Um Infektionen zu vermeiden, musste dieses Nephrostoma ebenso wie die Harnleiterschiene regelmäßig ausgetauscht werden. Außerdem redeten wir über die Chemotherapie. Ich war mir nicht sicher, ob ich sie machen wollte. Ich hatte zu viel Negatives über die Gifte gehört, die bei dabei in den Körper gelangen. Da vor einer Chemo aber zwei CT´s (Bauchraum und Lunge) gemacht werden mussten, meldete mich der Urologe vorsorglich in einem radiologisch-nuklearmedizinischen Institut an.

Am 25. September war jüdisches Neujahrsfest und ich wünschte auf Facebook **allen** Menschen ein gutes neues Jahr und viel Gesundheit.

Da der Wechsel für das Nephrostoma fällig wurde und dieses nur unter Narkose ausgetauscht werden konnte, vereinbarte ich einen Operationstermin für den 7. Oktober. Die Harnleiterschiene sollte an diesem Tage gleich mitgewechselt werden.

Am 26. September machte ich zunächst das CT des Bauchraums. Zu diesem Zweck musste ich vor der Aufnahme einen Liter Kontrastmittel trinken. Dann das Ergebnis: Beide Nieren arbeiteten einwandfrei und im Bauchraum waren keinerlei Metastasen zu sehen. Der Radiologe war sichtlich froh, mir diese gute Nachricht zu übermitteln. Ich freute mich wie ein Schneekönig.

Oktober – Dezember 2014

Am 2. Oktober machte ich das Lungen CT. Der Radiologe zeigte sich wegen einiger winzigen Stellen etwas beunruhigt. Sie wiesen seiner Meinung nach aber nicht zwangsläufig auf Metastasen hin. Seiner Meinung nach konnte es sich auch um Narbengewebe handeln, das z.b. von meinem früheren Rauchen stammte.

Am 6. Oktober fand ich mich in der Klinik ein. Am nächsten Tag sollte das Nephrostoma operativ gewechselt werden. Doch die OP wurde um einen Tag verschoben. Dann jedoch gelang es den Ärzten völlig unerwartet, eine Harnleiterschiene vom Stoma aus durch meinen linken Harnleiter in die Niere hochzuschieben. Als ich aus der Narkose erwachte, bemerkte ich diese Neuigkeit sofort. Ich war total erleichtert, denn nun war ich von dem Nephrostoma befreit und mein Urologe hatte sich geirrt. Offensichtlich aber hatte mich die OP oder die Narkose überfordert, denn mein Puls war und blieb für den Rest des Tages auf 130 und ich musste mich mehrmals übergeben. Am nächsten Morgen wurde ich zum EKG geschickt. Der Puls war immer noch hoch und die Ärzte runzelten die Stirn. Doch nur zwei Stunden später arbeitete das Herz wieder völlig normal. Es ging mir sogar so gut, dass ich mich noch am Nachmittag gegen den Willen der Bereitschaftsärztin selbst entließ. Nun trug ich in jedem Harnleiter eine Harnleiterschiene, die gemeinsam im Urinbeutel mündeten.

Nach langen Überlegungen entschied ich mich, erst mal einen Chemo-Zyklus anzugehen. Ich wollte schauen, wie es mir dabei ergehen würde. Vorher allerdings sollte ich am 21. Oktober für drei Tage in die Klinik, weil mir als Chemo-Vorbereitung ein Port gelegt werden musste. Dabei handelt es sich um eine kleine Kammer mit Katheter, die unter dem rechten Schlüsselbein eingepflanzt wird und in einer herznahen Vene mündet. Dieser Port verhindert das Legen immer neuer Venenzugänge. Auf diese Weise werden die erhöhten Risiken für Entzündungen und dafür, dass die Zytostatika (Chemo-Substanzen) nicht in die Vene, sondern in umliegendes Gewebe gelangen (Paravasation), minimiert.

Einen Tag vor diesem Termin erfuhr ich aber, dass ein Port ohne Weiteres auch ambulant gelegt werden kann. Ich fragte umgehend in der Klinik nach, erhielt aber nur ausweichende Antworten. Die wollten das unbedingt stationär machen, ich beharrte aber auf einem ambulanten Eingriff. Die Urologen mussten schließlich nachgeben.

Am 4. November erschien ich pünktlich um 7:45 Uhr in der Klinik. Dann musste ich mich ausziehen und drei Stunden in einem Bett warten, bis ich für das Einpflanzen des Ports dran war. Dann wurde ich in den

OP-Raum geschoben. Ich erhielt eine örtliche Betäubung und merkte so gut wie nichts von dem ganzen Eingriff. Ich unterhielt mich während der OP sogar mit den beiden Operateuren und lachte mit ihnen, weil sie ziemlich lustig drauf waren. Nach neunzig Minuten war ich fertig und trug nun einen Port unter dem rechten Schlüsselbein. Am 11. November, also pünktlich zum Karnevalsbeginn, sollte der erste Zyklus der Chemotherapie beginnen.

Am 11. November erschien ich um 10:00 Uhr in der Klinik. Die Aufnahme-Schwester schimpfte. Das war ihrer Meinung nach entschieden zu spät. Da ich diese Uhrzeit jedoch von der Oberärztin bekommen hatte, war mir nichts vorzuwerfen. Zunächst wurde mir Blut abgenommen, dann wurden meine Nieren über Ultraschall begutachtet. Später dann musste ich zum EKG und danach zum Hals-Nasen-Ohren-Arzt. Ein weiterer Termin beim Neurologen wurde auf den nächsten Morgen verschoben. Anschließend sollte die Chemo beginnen. Doch dann wurde mir mitgeteilt, dass die Chemo um einen Tag verschoben wurde. Warum das so war, konnte mir keiner genau sagen. Da ich den Rest des Tages und die Nacht nicht sinnlos im Krankenhaus verbringen wollte, ließ ich mich von meiner Frau abholen und nach Hause fahren.

Am nächsten Tag ging´s dann früh los. Zunächst wurden mir drei Beutel Infusionen mit je 500 ml isotonischer Kochsalzlösung (NaCl=Natriumchlorid) über den Port eingeleitet. Dann kam die Chemo in Form von 250 ml Gemcitabin. Anschließend nochmals drei Beutel NaCl. Dauer insgesamt vier Stunden. Am nächsten Tag dann der Hammer: zunächst sechs Beutel NaCl, dann 500 ml Cisplatin und anschließend noch mal sechs Beutel NaCl. Dauer von morgens 7:30 Uhr bis abends 22:15 Uhr. Am nächsten Vormittag durfte ich nach Hause.

Nebenwirkungen Tag 1: zunächst häufiger Schluckauf und ein geplatztes Äderchen im linken Auge.

Tag 2: gelegentlich leichter Schwindel, etwas veränderter Geschmack im Mund und leichte Erkältungsgefühle.

Tag 3: Benommenheit, Schlappheit, Übelkeit und Pickel im Gesicht.

Tag 4: vormittags Benommenheit, ab Nachmittag alle Nebenwirkungen bis auf die Pickel im Gesicht verschwunden.

Eine Woche später dann zum Abschluss des 1. Zyklus nochmals eine Chemotherapie mit 250 ml Gemcitabin. Dieses Mal nicht stationär in der urologischen Abteilung der Klinik, sondern ambulant im Medizinischen Versorgungszentrum (MVZ). Das MVZ ist eine Tochtergesellschaft des Klinikums Fulda und befindet sich in einem Anbau neben der Klinik. Die Chemo war schnell vorüber, denn ich bekam nur einen Beutel NaCl. Dauer insgesamt gut zwei Stunden. Danach ab nach Hause. Nebenwirkungen: Ich fühlte mich schlapp und habe den Rest des Tages und die folgende Nacht fast durchgeschlafen. Am nächsten Tag fühlte ich mich weiterhin müde, hatte ein Gefühl von Erkältung, einen komischen Geschmack im Mund und den ganzen Tag lang einen lästigen Schluckauf. Am darauf folgenden Tag war der Schluckauf verschwunden, dafür hatte ich leichtes Nasenbluten und Blut im Urin. Eine knappe Woche später waren alle Nebenwirkungen verschwunden. Ich entschloss mich, auch den zweiten Chemo-Zyklus zu machen.

Am 27. November hatte ich ein Gespräch im MVZ und fragte nach, ob ich den kommenden Chemo-Zyklus komplett dort machen könne. Man sagte mir, dass die urologische Abteilung des Klinikum Fulda darauf beharrte, ihre Chemotherapien selbst durchzuführen. Alle anderen Abteilungen würden ihre Krebspatienten ins MVZ schicken. Fazit des Gesprächs war, dass ich darauf bestand, meine Chemo ambulant im MVZ durchzuführen. Ich stornierte meinen stationären Termin in der Klinik und fühlte mich erleichtert. Wer legt sich schon gerne ins Krankenhaus?

Am 3. Dezember ging die zweite Chemo-Runde los. Ich bekam das gleiche Mittel wie zuvor in der Klinik, jedoch nur einen halben Liter Kochsalzlösung. Daher dauerte die Behandlung insgesamt nur 2.5 Stunden, ging also wesentlich schneller als in der Klinik. Am 4. Dezember folgte der zweite Tag der zweiten Chemo-Runde. Auch dieser ging viel schneller, als in der Klinik. Dauer insgesamt nur knapp sechs Stunden. Das war natürlich angenehmer als im Krankenhaus, denn dort hatte dieser Tag über 14 Stunden lang gedauert. Erst später habe ich herausgefunden, dass die Klinik gewissenhafter arbeitete, als das MVZ. Ich erfuhr nämlich, dass das Natriumchlorid (NaCl) als körperähnliche Flüssigkeit dafür sorgt, dass die Zytostatika schneller ausgeschwemmt werden. Je mehr Natriumchlorid bei einer Chemotherapie also in den Körper gelangt, desto intensiver ist die Entgiftung für die Nieren.

Die Nebenwirkungen des zweiten Tags der zweiten Chemo-Runde ähnelten denen der ersten Runde, hielten jedoch länger an und waren härter. Am 10. Dezember schloss ich die 2. Chemo-Runde ab. Ich fühlte mich den Rest des Tages ziemlich erschöpft und in den folgenden zwei Wochen folgten Übelkeit, Schwindelgefühle, körperliche Schwäche und ein merkwürdiger Geschmack im Mund. Insgesamt aber fand ich die Chemotherapie erträglich und entschloss mich daher, auch den dritten Zyklus zu machen.

Mit einer Verspätung von drei Wochen wurden am 17. Dezember in der Klinik die beiden Harnleiterschienen gewechselt (Fachausdruck: Mono-J-Wechsel). Die Sache dauerte etwa 30 Minuten und war etwas unangenehm. Während des Wechsels und in den nächsten Tagen fühlte es sich in meinem Unterleib wie starke Blähungen an. Nächster Wechseltermin war der 10. Februar 2015.

Januar – März 2015

Am 1. Januar brachte ich zum neuen Jahr folgenden Beitrag auf meinem Facebook-Konto: *„Ein glückliches neues Jahr wünschen sich alle Menschen zum Jahreswechsel, wohl wissend, dass das neue Jahr auch Leid bringen kann. Bleibt der Wunsch nach dem Glück also unerfüllbar? Jenseits von Glück und Unglück existiert ein Raum in uns, der sich niemals verändert. Er ist vollkommen leer und angefüllt mit Glückseligkeit. Finde ihn und Du erfährst das Leid nur noch als äußere Erscheinung. Happy New Year"*

Die drei Tage der dritten Chemo-Runde fanden am 7./8. und 14. Januar statt. Ich hatte die üblichen Nebenwirkungen. Da ich nun schon drei Chemo-Zyklen relativ gut überstanden hatte, war ich auch für die letzte Runde bereit. Am 27. Januar dann begann der vierte Chemo-Zyklus. Doch nach dem ersten Tag stellte sich heraus, dass sich mein Nierenwert (Kreatinin) durch die Chemo so verschlechtert hatte, dass der zweite Tag vom 28. Januar auf den 4. Februar verschoben wurde. Doch der Kreatinin-Wert war an diesem Tag mit 1.6 immer noch zu hoch. Daher entschied sich die Chemoärztin, mir statt des Cisplatin das angeblich nierenfreundlichere Carboplatin zu geben. Prompt bekam ich drei Tage später Fieber. Da das Fieber auf eine schwere Infektion hinweisen konnte, hätte ich mich umgehend ins Krankenhaus begeben müssen. Dort hätte man mich stationär aufgenommen und mir eine intravenöse antibiotische Behandlung gegeben. Doch ich blieb zu Hause, nahm Antibiotika oral ein und alles ging gut. Am folgenden Montag ließ ich mein Blut untersuchen. Die Werte waren allerdings nach wie vor nicht gut: Kreatinin 1.8 und der Entzündungswert (CRP) um mehr als das dreißigfache erhöht (165). Außerdem war mir wahnsinnig schwindlig. Ich beschloss, den letzten Chemo-Tag abzusagen. Als ich das MVZ telefonisch darüber informierte, war die Schwester ziemlich entrüstet: „... und das haben Sie einfach so selbst entschieden?" „Ja", sagte ich, „Wer ist denn sonst für meinen Körper verantwortlich?" Da fiel ihr nichts mehr ein.

Damit war die Chemotherapie praktisch beendet. Am 10. Februar veröffentlichte ich folgenden Beitrag auf Facebook: *„Uff, Chemo beendet. Der letzte Zyklus war hart. Allen äußeren Widrigkeiten zum Trotz blieb mein Innerstes stets unberührt. Wie geht's jetzt weiter? Keine Ahnung, Klar ist, dass das Leben endlich ist."*

Da meine Nieren- und Entzündungswerte zu hoch waren, wurde der Termin für den nächsten Mono-J-Wechsel vom 10. Februar auf den 18. Februar verschoben. Unter Aufsicht einer Oberärztin wurde dieser dann von einer Assistenzärztin durchgeführt. Leider schaffte sie es nicht, den rechten Katheter in die Niere hochzuschieben. Nachdem sie sich eine ganze Weile abgemüht hatte, übernahm die Oberärztin das

Ruder. Sie versuchte es nun ihrerseits eine ganze Stunde lang, doch ebenfalls ohne Erfolg. Daraufhin ließ sie einen zweiten Oberarzt kommen, dem es jedoch auch nicht gelang. Vielleicht war der Harnleiter von den vielen Versuchen angeschwollen.

Ein Mono-J-Wechsel findet unter Röntgenkontrolle statt. Normalerweise geht ein solcher Wechsel schnell vorüber und es kommen nur wenige Röntgenbilder in Betracht. Das Problem in diesem Fall war, dass die Sache über zwei Stunden gedauert hatte. Dabei wurden massig viele Röntgenbilder geschossen. Das Ende vom Lied war, dass ich stationär aufgenommen und der Schienenwechsel am nächsten Tag unter Vollnarkose durchgeführt werden musste. Dabei hatte ich noch Glück, denn der Wechsel hat schließlich geklappt. Es hätte auch leicht mit einem neuen Nephrostoma enden können.

Da ich immer noch Mitglied in der „Online-Krebs-Selbsthilfegruppe" war, begann ich, Erfahrungen mit einigen Mitgliedern auszutauschen. Am 1. März stellte ich einen Beitrag unter der Rubrik „Blasenkrebs und Psyche" ein. Dabei ging es um die psychische Belastung infolge einer Krebserkrankung. Ich schrieb:

„Liebe Leute, ich möchte zu der Frage, wie ich mit der Diagnose Krebs lebe und wie meine Angehörigen mit dieser Diagnose klarkommen, etwas sagen. Ich bin selbst Betroffener, hatte im letzten Jahr eine TUR-B,

anschließend eine Zystektomie und danach vier Runden Chemo. Daher weiß ich, was sich in der Psyche von Krebskranken abspielt. Denn ich habe alles mitgemacht, was auch Ihr mitgemacht habt. Und ich weiß, was Eure Angehörigen fühlen, denn ich habe hautnah mitbekommen, was meine Angehörigen gefühlt haben.

Wenn wir mit der Diagnose Krebs konfrontiert werden, dann startet unser Kopf ein Gedankenkarussell, das uns richtig runterzieht. Denn das Fatale ist, dass Gefühle und Emotionen aufgrund von Gedanken entstehen. Die moderne Psychologie folgert daraus, dass wir bessere Gefühle haben, wenn wir unsere Gedanken positiv verändern. Das ist aber aufgrund meiner Beobachtungen so gut wie unmöglich. Denn Krebs beispielsweise erzeugt negative Gedanken, ob ich nun will oder nicht. Und diese negativen Gedanken erzeugen zwangsläufig negative Emotionen.

Nach über dreißig Jahren regelmäßiger Meditation bin ich vor sechs Jahren auf eine Technik gestoßen, die sich mit unseren negativen Emotionen beschäftigt. Bei dieser Technik geht es darum, unsere Gefühle vorbehaltlos anzunehmen. Denn das ist das Paradox: Was auch immer wir annehmen, werden wir vollständig los.

Wer von Euch nicht mehr weiterkann, mit seinen Kräften am Ende ist, sich elend und allein gelassen fühlt und voller Angst ist, muss wissen, dass es einen Weg gibt, sich aus dieser ausweglos erscheinenden Gefühlslage zu befreien. Wenn Interesse besteht, mehr über diese Meditationstechnik zu erfahren, dann würde ich gerne mehr darüber schreiben."

Obwohl viele Forenmitglieder über ihre Ängste klagten, meldeten sich nur drei Personen, die Näheres über diese Technik erfahren wollten. Ok, eine Meditationstechnik ist keine Pille, die die Angst sofort zum Verschwinden bringt. Aber angesichts der extremen psychischen Belastung, die bei einer Krebserkrankung niemals ganz verschwinden wird, stellt sie eine prima Möglichkeit dar, keine Angst mehr vor seiner Angst zu haben. Ich beschrieb diesen drei Interessenten die genaue Technik, doch kam es anschließend zu Kommentaren, dass das Tibetanische Totenbuch und mentales Training auch sehr gut seien. Außerdem wurde eine gewisse Skepsis gegenüber fernöstlichen Praktiken geäußert. Es blieb nur eine Frau die tatsächlich interessiert schien, dann aber ebbte auch ihr Interesse ab. Mein Gefühl war, dass die Leute sich lieber in ihrem Selbstmitleid aalen wollten. Echte Hilfe zur Selbsthilfe war nicht ihre Sache.

Ende Februar war die erste Port-Spülung fällig. Diese soll alle drei bis sechs Monate wiederholt werden, um Entzündungen und Infektionen zu vermeiden. Gespült wird wie bei der Chemo mit einer Kochsalzlösung. Da ein Port angeblich 1500 – 2000 Nadelstiche verträgt, kann er beliebig lange im Körper bleiben. Doch mein Interesse galt natürlich der Frage, ob ich ihn überhaupt in meinem Körper lassen wollte. Ich entschied mich dafür, denn wenn er einmal draußen ist, dann müsste er im Falle von künftigen Metastasen ja wieder implantiert werden.

Am 3. März teilte ich auf Facebook mit, dass ich soeben mein E-Book mit dem Titel: *„Sei Dir selbst ein Freund",* veröffentlicht habe. Das Manuskript hatte ich größtenteils bereits vor meiner Krebserkrankung geschrieben.

Am 24. März wurde ein CT vom Bauchraum, Lunge und Hals gemacht. Da mein Kreatinin-Wert immer noch zu hoch war (1.7), wurde auf ein Kontrastmittel verzichtet. Ergebnis: Es waren keine Metastasen zu sehen. Gott sei Dank.

Am 26. März starb mein Hund Pancho. Ich empfand die bisher größte Trauer in meinem Leben. Er wurde 1999 in Malaga als Straßenhund geboren und von einer Tierorganisation vor der dort üblichen Gaskammer gerettet. Er kam zu einem Tierfreund in München, der allerdings nach einem Jahr schwer erkrankte. Daher wurde eine neue Bleibe für ihn gesucht. Auf diesem Wege kam er zu uns. Ich verliebte mich auf den ersten Blick in diesen hübschen Vierbeiner. Wir verbrachten fünfzehn wunderbare Jahre miteinander. Nun konnte ich nicht begreifen, dass ich ihn nie wieder über den Kopf streicheln würde. Ich schrieb auf Facebook: *„Ich musste heute viel weinen. Mein kleiner Pancho ist im Hundehimmel."*

Nachdem ich drei Tage um Pancho getrauert hatte, bemerkte ich, dass mein Kopf anfing, mechanisch nach dem Gefühl der Trauer zu suchen. Als mir diese Automatik bewusst wurde, beschloss ich, von Pancho loszulassen. Fortan glimmte die Traurigkeit nur noch gelegentlich auf. Natürlich müssen wir uns Zeit für die Trauer nehmen. Doch wer sich in ihr verliert, der tut sich keinen Gefallen. Ich habe von Menschen gehört, die nie wieder aufgehört haben, um einen geliebten Menschen oder ein geliebtes Tier zu trauern. Der spirituelle Lehrer Eckhart Tolle hat den treffenden Begriff „Schmerzkörper" geprägt. Damit wollte er darauf hinweisen, dass wir einen Schmerzkörper in uns kreiert haben. Dieser resultiert aus der Summe unserer biografischen Leiden, die sich zu einem negativen Energiefeld verdichtet haben. Damit ist der Schmerzkörper eine Art Wesen, das süchtig nach emotionalem Schmerz ist. Es liegt auf der Hand, dass wir aufhören müssen, diesen Schmerzkörper zu füttern. Wenn Sie also den Tod eines Menschen betrauern, dann liegt es alleine bei Ihnen, wann Sie wieder zu leben beginnen. Begreifen Sie den Tod daher nicht als schmerzlichen Verlust, sondern als Chance zur Bewusstwerdung.

April – Juni 2015

Am 2. April war der nächste Mono-J-Wechsel fällig. Im Vorfeld hatte ich mit einer befreundeten Krankenschwester gesprochen. Sie lebt bei mir im Dorf und arbeitet im Klinikum in der Aufnahme der urologischen Ambulanz. Weil sie sich wegen des Malheurs beim letzten Wechsel für mich ins Zeug legte, waren die Ärzte sichtlich bemüht, dieses Mal alles gut hinzukriegen. Das war dann auch der Fall und alles ging schnell und glatt vorüber. Noch ein Wort zum urologischen Team im Klinikum Fulda. Ich konnte jeden einzelnen Arzt dieser Truppe gut leiden. Das gesamte Team befand sich in einem harmonischen Miteinander und hatte inklusive der Krankenschwestern und Pfleger einen freundlichen Umgangston miteinander. Ich fühlte mich im Krankenhaus immer gut aufgehoben, wenn mir auch nicht immer alles gefiel.

Am 7. April wurde im Rahmen der Chemo-Abschluss-Besprechung eine MRT von den Lymphknoten und Nieren gemacht. Ich informierte mich über das Kontrastmittel, das in diesem Fall zum Einsatz kommen sollte und fand heraus, dass es für die Nieren unschädlich ist. Gut drei Monate später allerdings sollte ich dahinter kommen, dass dieses Kontrastmittel bei erhöhten Nierenwerten unbedingt abgelehnt werden muss. Das Ergebnis der MRT war dann gut, was hieß, dass keine Metastasen zu sehen waren. Allerdings gab es zwei sog. Kontrastmittel-Aussparungen. Das bedeutete, dass das Kontrastmittel an zwei Stellen nicht mit der Niere in Berührung gekommen war. Daher konnte die Niere nicht eindeutig beurteilt werden. Ein paar Tage später wurde dieses Ergebnis auf einer sog. Ärztekonferenz diskutiert. Einstimmiges Urteil: Alles in Ordnung.

Am 17. April brachte ich folgenden Beitrag auf meinem Facebook-Konto: *„Wenn Du an Meditation interessiert bist, dann tu ALLES, was Du tust, mit Bewusstheit. Dann bekommt Dein Dasein eine neue Qualität."*

Am 22. April folgte dieser Post: *„Wenn Du es ganz genau beobachtest, dann kannst Du feststellen, dass das, was Du für Dein Ich hältst, einfach nur ein Gedanke ist – und zwar der Mächtigste, den Du hast. Da Du mit diesem Gedanken identifiziert bist, erschaffst Du Dir die Illusion, von allen anderen Lebewesen getrennt zu sein. Das ist die Wurzel all Deiner Probleme."*

Am 28. April, einen Tag nach meinem Geburtstag bedankte ich mich auf Facebook für die guten Wünsche: *„So viele Geburtstagsgrüße aus aller Welt! Das war mir den ganzen Tag über eine große Freude. Als ich im Jahr 1979 nach Pune/Indien reiste, da hörte ich von Osho den bemerkenswerten Satz: "Erfreue Dich am Leben." Ich habe dreißig Jahre lang gebraucht, um diese simple Aussage zu verwirklichen. Und zum Dank* *für Eure guten Wünsche möchte ich Euch ebenfalls sagen: „Erfreut Euch an Eurem Leben. Tief unter unseren alltäglichen Sorgen, Problemen, Krankheiten und schlechten Gefühlen ist eine Harmonie verborgen, von der uns unsere Eltern, Lehrer, Religionen und Politiker nie erzählt haben. Vielleicht haben sie es auch einfach nicht gewusst. Und wenn wir uns an unserem Leben erfreuen, dann fängt diese innere Harmonie zum Schwingen an. Dann können wir unseren Geburtstag jeden Tag aufs Neue feiern."*

Am 19. Mai war schon wieder der nächste Mono-J-Wechsel fällig. Auch dieses Mal ging alles gut und schnell vorüber. Allerdings tat der Eingriff weh und ich hatte fünf Tage lang Schmerzen in der Beckenhöhle.

Am 25. Mai schließlich veröffentlichte ich auf Facebook diesen Beitrag: *„Bobby McFerrin´s Songtitel „Don´t worry, be happy" basiert auf einem Zitat des indischen Weisen Meher Baba (übs.: mitfühlender Vater). Die Textstelle im Lied „... in every life we have some trouble, but when you worry you make it double" drückt genau das aus, was Meher Baba sagen wollte: „Denke nicht über Deine Probleme nach, sonst machst Du aus einer Mücke einen Elefanten." Deshalb höre einfach auf, über Deine Probleme nachzudenken. Es sei denn, Du hast die Lösung. So einfach ist das."*

Am 28. Mai folgte dieser Eintrag: „Was ist der Unterschied zwischen Glückseligkeit und Glücklichsein? Glückseligkeit ist ein konstanter Raum in Dir. Das Glücklichsein dagegen kommt und geht. Die Glückseligkeit hat keinen Gegensatz. Sie ist immer mit Dir, sogar wenn Du unglücklich bist. Also wozu rennst Du dem Glück hinterher? Schaue lieber nach innen. Dort wartet die Glückseligkeit auf Dich. Das ist mein Versprechen."

Ein Tag später ein weiterer Eintrag in mein Facebook-Konto: *„Wir beschweren uns gerne über unser Leben. Und dann brauchen wir jemanden, der uns bemitleidet. Dieses dumme Gebaren hält oft viele Jahre lang an. Warum übernehmen wir keine Verantwortung für unser Leben? Wenn Du glücklich sein willst, dann ändere die Situation oder akzeptiere sie. Beschwerden sind eine Sackgasse."*

Mir ging es inzwischen gut. Ich hatte keinerlei gesundheitliche Probleme. Ich ging nun jeden Morgen aus dem Haus und stiefelte eine halbe Stunde durch die Landschaft. Das war für mich sozusagen ein Gassi ohne Hunde und ich wollte es nicht missen.

Am 9. Juni gab ich auf Facebook bekannt, dass mein E-Book *„Sei Dir selbst ein Freund"* nun auch als Taschenbuch erhältlich sei. Zehn Tage später gab ich auch die Veröffentlichung meines neuen E-Books mit dem Titel *„Neues vom Antisemitismus"* bekannt. Ich hatte dieses Buch geschrieben, weil mir vor Jahren aufgefallen war, dass niemand wusste, warum es den Antisemitismus überhaupt gibt. Alle einschlägigen Bücher beschäftigten sich hauptsächlich mit dem Holocaust. Um mir über die Ursache des Judenhasses klar zu werden, musste ich tief in die Vergangenheit des jüdischen Volkes blicken, und sogar noch in die Zeit vor ihrem Stammvater Abraham. Das Manuskript hatte ich weitgehend vor meiner Krebserkrankung geschrieben und in den letzten Wochen die Zeit gefunden, es fertigzustellen.

Obwohl mein Blutbild vom 8. Juni einen erhöhten Entzündungswert (CRP) aufwies, fuhr ich am 11. Juni nach München, um mit meiner Tochter eine Selbsterfahrungsgruppe zu leiten. Ich fühlte mich während der Zugfahrt irgendwie komisch. Abends dann ließen wir die Gruppe ausfallen, weil ich hohes Fieber bekam. Als auch der fiebersenkende Arzneistoff Paracetamol nicht richtig wirkte, fuhr ich mit meiner Tochter nachts gegen 23:00 Uhr in ein Krankenhaus, wo mein Urin und Blut untersucht wurde. Diagnose: Harnwegsentzündung. Das ist in meinem Fall ein Problem, weil es leicht zu Nierenproblemen kommen kann. Ich bekam eine Infusion mit Antibiotika. Am nächsten Morgen dann eine weitere Antibiotika-Infusion. Anschließend wurde ein Mono-J-Wechsel gemacht. Ich war überrascht, wie sanft und sensibel der Arzt hierbei vorging. Ich entschloss mich, den nächsten Wechsel ebenfalls in München zu machen.

Am 13. Juni dann dieses Posting in Facebook: *„Wir können so viele Probleme lösen, wie wir wollen. Doch solange wir unser Urproblem nicht lösen, werden wir immer wieder neue Konflikte kreieren. Unser Urproblem besteht in der Unwissenheit, nicht von Gott getrennt zu sein. Diese Trennung ist es, die all unseren Schmerz und unsere Sehnsucht nach Harmonie und Liebe hervorruft."* Hinzufügen möchte ich, was ich unter Gott verstehe: Für mich ist Gott kein Wesen, das irgendwo im Himmel sitzt und unsere Geschicke leitet. Gott ist ein Synonym für Bewusstsein, das Unendliche, das Eine.

Da ich inzwischen zugenommen hatte, fing ich an, wieder auf kohlenhydratarme Ernährung umzustellen. Kavito ist eine wunderbare Köchin und zaubert jeden Tag ein exzellentes vegetarisches Mittagessen auf den Tisch. Da sich meine Medikamente aus Indien langsam dem Ende zuneigten, würzte ich meine Salate nun verstärkt mit Kurkuma und Pfeffer. Kurkuma ist ein Hauptbestandteil von Currypulver und soll unter anderem gegen Entzündungen und Krebs vorbeugen. Das wurde jedenfalls in Laborversuchen nachgewiesen.

Es gibt viele Theorien über die Ursachen von Krebs. Am meisten leuchtet mir die ein, die von der Übersäuerung des Körpers spricht. Ich habe eingangs bereits über den Dr. Simoncini geschrieben, der die These vertritt, dass Krebs durch eine Infektion mit einem Hefepilz namens Candida albicans entsteht. Für sein Wachstum braucht dieser Pilz ebenso wie Krebs ein saures Milieu im Körper. Und ein solches erzeugen wir durch unsere falsche Ernährung. Das lässt sich leicht über den pH-Wert unseres Säure-Basen-Haushalts nachweisen. Der Begriff „pH-Wert" kommt aus dem Lateinischen und bedeutet „potentia Hydrogenii" (Gewicht bzw. Kraft des Wasserstoffs). Dieser Wert sagt aus, wie hoch die Konzentration an Oxonium-Oxon (H3O+) in der Körperflüssigkeit ist. Dieses Oxonium-Oxon entsteht, wenn man Säure ins Wasser gibt.

Der Säure-Basen-Haushalt wird durch verschiedene Regelmechanismen des Körpers gesteuert. Ziel dabei ist es, ein Gleichgewicht zwischen Säuren und Basen herzustellen. Ein Gleichgewicht liegt vor, wenn die Körperzellen einen leicht basischen (alkalischen) pH-Wert zwischen 7,35 und 7,45 aufweisen. Wenn durch unsere Nahrung zu viele Säuren in den Körper gelangen, dann können die Regelmechanismen die Säureflut nicht mehr bewältigen. Übersäuerung kann dann neben dem Krebs eine ganze Reihe von anderen Krankheiten auslösen. Wenn der Körper viele Jahre übersäuert ist, dann können sich Schlacken und Säuren im Bindegewebe (Cellulite), in Gelenken (Arthritis), Nieren, Blase, Galle (Gallensteine) und Blutgefäßen (Bluthochdruck, Herzinfarkt, Schlaganfall) ablagern. Wer dann wegen einer dieser Beschwerden zum Arzt geht, wird Symptom behandelt, an eine Übersäuerung wird leider nur selten gedacht.

Mir ist aufgefallen, dass die Meditationstechnik, über die ich hier so viel schreibe, dasselbe Ziel verfolgt, wie die Regelmechanismen des Körpers hinsichtlich des pH-Wertes. In beiden Fällen geht es um das Gleichgewicht, das uns psychisch und physisch in der Waage hält. Nun zu der Frage, was den Körper eigentlich übersäuert. Wie gesagt eine falsche Ernährung und/oder psychisch-seelische Belastungssituationen und/oder ein Mangel an Sauerstoff und Bewegung. Was eine falsche und ungesunde Ernährung betrifft, so besteht diese aus überwiegend Säure bildenden Lebensmitteln. Dazu gehören alle Kohlenhydrate (vor allem Weizen), tierische Produkte und Süßspeisen (bittere Schokolade ab 75% ist jedoch alkalisch).

Wem eine kohlenhydratarme Ernährung schwerfällt, der sollte sich über die segensreiche Wirkung von Natron informieren. Mir persönlich fällt eine kohlenhydratarme Ernährung leicht, trotzdem nehme ich etwas Natron zu mir. Dieses neutralisiert alle Säuren im Körper, auch die, die durch Antibiotika oder sonstige Arzneimittel entstehen. Es kann als Kaiser Natron billig in Drogerien und Supermärkten gekauft werden. Übrigens putze ich mir die Zähne auch mit Natron. Auf Zahnpasten verzichte ich wegen der giftigen Zutaten (Fluoride, Triclosan, Natriumlaurysulfat usw.) seit geraumer Zeit. Wer sich für seinen pH-Wert interessiert, dem hilft ein sog. Indikatorpapier. Diesen Teststreifen gibt es für ein paar Euro in der Apotheke.

Im Anhang finden Sie eine kleine Übersicht über meinen aktuellen täglichen Ernährungsplan.

Juli – August 2015

Am 2. Juli fiel mir auf, dass in mir immer ein verstecktes Gefühl von Übelkeit auftauchte, sobald ich an das Krankenhaus dachte. Es kam so verborgen daher, dass ich es bisher nicht beachtet hatte. Nun aber widmete ich mich diesem Gefühl, und da es sich endlich angenommen fühlte, löste es sich einfach auf. Darunter befand sich eine Gefühlsschicht von Sehnsucht, die nun ebenfalls erlöst wurde. Wieder darunter versteckte sich Freude, die sich jetzt in meinem ganzen Körper ausbreitete. Danach hatte ich das Gefühl, das Krankenhaus und alles Drum und Dran emotional vollständig verarbeitet zu haben. So einfach war das und ich fände es toll, wenn sich alle Krebskranken aktiv um ihre Gefühle kümmern würden.

Am 6. Juli war meine zweite Port-Spülung fällig. Die Spülung tat nicht weh und war auch dieses Mal im Nu vorüber. Und wieder dachte ich daran, den Port aus meinem Körper entfernen zu lassen. Erst mal wollte ich das Ergebnis der MRT abwarten, die für den 30. Juli geplant war.

Neben der Übersäuerung gibt es eine weitere einleuchtende Ursache für Krebs: Der berühmte Biochemiker und Nobelpreisträger Otto Heinrich Warburg (1883-1970) war überzeugt, dass Krebs durch eine Stoffwechselentgleisung entsteht. Wie im Kapitel „Januar – März 2013" bereits beschrieben, zerlegen gesunde Körperzellen die Nahrung mithilfe von Sauerstoff in ihre Grundbausteine Einfachzucker, Fettsäuren und Aminosäuren. Die Einfachzucker und die Fettsäuren werden dann mithilfe von Sauerstoff in den Zellkraftwerken (Mitochondrien) verbrannt. Bei Krebszellen läuft das anders: Sie stellen nämlich ihren Stoffwechsel von Verbrennung auf Vergärung um. Dazu brauchen sie viel Zucker, den sie sich aus dem Blut holen. Den Großteil dieses Zuckers vergären sie dann zu Milchsäure. Diese Milchsäure schützt sie vor Angriffen des Immunsystems und vernichtet gleichzeitig das umliegende gesunde Gewebe. Dadurch gelangen sie an ein Mehr an Zucker, wodurch sie wiederum schneller wachsen können. Den ersten Beweis für die Richtigkeit der Warburg-Hypothese erbrachten die Amerikaner Harry Goldblatt und Gladys Cameron. Allerdings fanden sie heraus, dass eine erhöhte Sauerstoffmenge in der Krebszelle nicht mehr zu einer Sauerstoffverbrennung zurückführen kann, wenn der Schaden in dieser Zelle zu groß geworden ist. Dann bleibt sie endgültig vom Krebs befallen. In diesem Fall müssen Krebs und Metastasen operativ entfernt werden.

Wenn also ein Sauerstoffmangel in einer Zelle Krebs auslösen kann, dann möchte man meinen, dass Sport die beste Vorbeugung gegen Krebs wäre. Es steht aber fest, dass dies nicht *die* Lösung ist, denn jeder weiß, dass Amateur- und Profisportler nicht von Krebs verschont werden. Das liegt möglicherweise daran, dass nicht die Sauerstoffaufnahme das Problem ist, sondern dass der aufgenommene Sauerstoff die Krebszellen nicht ausreichend durchdringen kann. Warum ist das so? Lt. der Webseite http://www.zentrum-der-gesundheit.de/krebs.html liegt die Antwort darin, dass wir unsere Speisen nicht mit den richtigen Fetten und Ölen zubereiten. Damit kommen wir zu den essenziellen Fettsäuren. Diese nehmen in hohem Maß Sauerstoff auf und sorgen dafür, dass dem Sauerstoff die Passage durch die Zellmembranen ermöglicht wird. Da der Körper diese essenziellen Fettsäuren nicht selbst herstellen kann, müssen wir sie ihm täglich von außen zuführen. Welche Öle enthalten nun die besten krebsvorbeugenden Fettsäuren? Die wichtigsten essenziellen Fettsäuren sind Linolsäure (Omega-6) und Linolensäure (Omega-3). Und am besten wäre es, wenn Omega-3 und Omega-6 ein Verhältnis von 1:3 aufweisen. Also dreimal so viel Omega-6 wie Omega-3. So viel ich weiß, haben das nur Hanföl und bestimmte Leinöle, sowie Chiasamen. Das gern verwendete Olivenöl dagegen ist ein nichtessenzielles Öl, das hauptsächlich Omega-9-Fettsäuren enthält. Wer also wirklich gegen Krebs vorbeugen will, dem empfehle ich, sich bewusst mit seiner Ernährung auseinanderzusetzen.

Wer die beiden Absätze über Übersäuerung und die Warburg-Hypothese aufmerksam gelesen hat, dem ist vielleicht aufgefallen, dass Zucker beim Wachstum von Krebszellen eine entscheidende Rolle spielt. Ganz egal, ob Sie gegen Krebs vorbeugen wollen oder bereits Krebs haben, das A und O der Abwehr könnte in der Ernährung liegen.

Am 14. Juli befand sich urplötzlich eine ganze Masse von Schleim in meinem Urinbeutel. Bahnte sich da nach nur knapp vier Wochen der nächste Harnwegsinfekt an? Tatsächlich, nur vier Tage später bekam ich Fieber (38.5). Normalerweise müsste ich in die Klinik fahren, um Urin und Blut auf Erreger zu untersuchen. Dann wären wahrscheinlich Antibiotika-Infusionen fällig gewesen, eventuell eine Spülung meiner Harnwege oder aber der nächste vorzeitige Mono-J-Wechsel. Da ich aber keine Lust auf Krankenhaus hatte, entschloss ich mich, die Antibiotika zu nehmen, die ich noch von München übrig hatte. Das Fieber war zwar zwei Tage später wieder weg, die Beschwerden in den Flanken aber bestanden weiter. Ich erhöhte die Dosis eines Tonikums, das wir selbst hergestellt hatten und das ich seit einigen Tagen einnahm. Dieses Kräftigungsmittel enthält jede Menge entzündungshemmende Substanzen und gilt als ein starkes natürliches Antibiotikum. Das Rezept finden Sie im Anhang.

Am 24. Juli hatte ich einen Termin beim Urologen. Er nahm mir Blut und Urin ab und stellte dann im Ultraschall fest, dass mein rechter Harnleiter völlig verschleimt war und meine linke Niere staute. Mit den

Worten: „Sie sitzen auf dem Pulverfass!" bestand er darauf, dass ich den Mono-J-Wechsel sofort machen und nicht auf den Termin in München (28. Juli) warten sollte. Ich fuhr also direkt in die Urologie des Klinikum Fulda und meldete mich in urologischen Ambulanz. Der Harnleiterschienen-Wechsel ging dann unproblematisch und schnell vorbei. Auf meine Frage, warum ich innerhalb von sechs Wochen schon wieder eine Harnwegsentzündung hatte, meinte die Ärztin, dass es im Sommer wegen der Hitze häufiger zu Harnwegsinfektionen kommen kann.

Inzwischen war ich mit dem Heilpraktiker Ulrich Zessin, den ich am 22. Mai 2014 aufgesucht hatte, auf Facebook befreundet. Ich fragte ihn wegen der Harnwegsinfektionen um Rat. Er gab mir ein paar gute Tipps, darunter den chinesischen Heilpilz Cordyceps. Da erinnerte ich mich, dass ich noch eine fast volle Dose mit diesen Kapseln im Schrank stehen hatte. Ich fing am 27. Juli an, täglich zwei Kapseln einzunehmen. Cordyceps soll angeblich auf die Mitochondrien (Kraftwerke der Zellen) einwirken und dort für eine bessere Sauerstoffversorgung sorgen. Somit beugt dieser Heilpilz Krebs vor, stärkt das Immunsystem und steigert die körperliche Leistungsfähigkeit.

Ebenfalls am 27. Juli rief mich mein Urologe an und sagte mir, dass ein Antibiogramm ergeben hätte, dass die Antibiotika, die ich in München bekommen hatte, in meinem Fall nicht helfen würden. Ein Antibiogramm ist ein Labortest zur Bestimmung der Resistenz von Krankheitskeimen gegenüber Antibiotika. Ich fuhr umgehend in die Praxis des Urologen und holte mir ein neues Rezept ab. Jetzt schwante mir, dass die zweite Harnwegsentzündung mit der ersten zusammenhängen konnte. Möglicherweise hatte ich die Keime sechs Wochen lang verschleppt. In diesem Zusammenhang überprüfte ich die CRP-Werte der letzten sechs Wochen. Das CRP ist ein Eiweiß, das bei akuten Entzündungen vermehrt ins Blut abgegeben wird. Rückwirkend stellte ich nun fest, dass dieser CRP-Wert Woche für Woche gestiegen war. Warum mir das nicht aufgefallen war, weiß ich eigentlich gar nicht. Vielleicht hatte ich da einfach geschludert. Ich nahm mir vor, künftig genauer auf meine Blutwerte zu achten.

Antibiotika sollen einen schädlichen Einfluss auf die Darmflora haben. Als Darmflora wird die Gesamtheit der Bakterienstämme bezeichnet, die den Darm besiedeln. Sie setzen sich aus Billionen von Mikroorganismen zusammen. Sie spielen eine wichtige Rolle für unser Immunsystem und haben die Aufgabe, die Ansiedlung krankheitserregender Keime abzuwehren. Denn wenn deren Abbauprodukte in unseren Organismus gelangen, können sie dort Infektionen und Allergien auslösen. Wenn das geschieht, dann helfen uns Antibiotika. Allerdings sollte man in diesem Fall an die Darmflora denken. Denn die Antibiotika vernichten nicht nur schädliche Keime, sondern auch die nützlichen Mikroorganismen. Daher nahm ich zunächst Probiotika in Form von Joghurts zu mir. Diese enthalten Milchsäurebakterien, welche die Darmflora auf´s Neue stärken sollen.

Joghurt entsteht durch die Fermentation von Milch. Wenn ein Molkereibetrieb die Milch allerdings erst fermentiert (mit Milchsäurebakterien versetzt) und dann pasteurisiert (durch Erhitzen haltbar macht), werden die Milchsäurebakterien abgetötet. Logischerweise müsste der Joghurt daher erst pasteurisiert und dann fermentiert werden. Da mir nicht klar war, welcher Hersteller welche Methode anwendet, stieg ich von Joghurt auf Sauerkrautsaft um. Sauerkraut entsteht durch Fermentierung von Weißkohl. Wenn auf der Sauerkrautsaft-Verpackung der Hinweis steht, dass er nach dem Öffnen gekühlt und innerhalb von drei Tagen verbraucht werden muss, dann sind sie meiner Meinung nach nicht pasteurisiert.

Am 30. Juli war meine nächste MRT fällig. Meine Operation war nun ein Jahr her, meine Chemotherapie ein knappes halbes Jahr und ich hatte etwas Bammel vor diesem Termin. Da mein Kreatinin- und Entzündungswert wegen der Harnweginfektion stark erhöht (3,9 und 68.6) waren, besprach ich dieses Thema mit den urologischen Ärzten im Krankenhaus. Sie waren sich nicht 100% sicher, rieten mir aber, die MRT ohne Kontrastmittel zu machen. Der Radiologe dagegen wollte mir eine halbe Dosis verabreichen. Ich bestand aber auf eine MRT ganz ohne Kontrastmittel.

Am 3. August hatte ich irgendwo bei Twitter gelesen: *„Mögen alle Lebewesen glücklich und frei sein."* Daher nahm ich dieses Zitat zum Anlass, folgenden Beitrag auf Facebook zu schreiben: *„Mögen alle Lebewesen glücklich und frei sein" heißt es in den religiösen Texten des Hinduismus. Was bedeutet dieser Segensspruch für unser täglich Leben? Unser ganzes Bestreben gilt doch schon dem Glück. Machen wir etwas falsch? Ok, manchmal sind wir glücklich, aber dieses Glück hält nie lange an. Schon unsere Eltern und Großeltern wollten nichts Anderes, als glücklich sein. Auch unsere Nachbarn wollen es, unsere Ärzte, Minister, Rabbiner, Bischöfe und der Gemüsehändler an der nächsten Ecke. Warum bleibt das Glück stets unerreichbar? Darauf kann es nur eine logische Antwort geben: Das Glück ist kein Ziel, sondern unser Ausgangspunkt. Das Wort „Religion" weist uns darauf hin: Es kommt aus dem Lateinischen und bedeutet „Rückbindung". Rückbindung an was? Auch hierauf kann es nur eine Antwort geben: Rückbindung an den Ausgangspunkt. Mit anderen Worten: Rückbindung an Gott. Wer aber ist Gott? Für mich ist Gott kein Wesen, das im Himmel thront und über die Geschicke der Menschen wacht. Gott ist ein Synonym für Bewusstsein, bzw. das EINE, das wir in Wirklichkeit alle sind. Wahre Religiosität ist daher kein Glaube an eine Reli-*

gion, sondern Selbst-Erkenntnis. In der Selbst-Erkenntnis lösen sich Streit, Hass und Fanatismus auf. Das hat noch keine Religion geschafft."

Am 5. August hatte ich einen Termin bei meinem Urologen. Zunächst untersuchte er per Ultraschall meine Nieren. Er stellte fest, dass sie wieder einwandfrei funktionierten. Dann kam er zum Befund meines MRT-Bildes. Diesen hatte er inzwischen per Fax von der Klinik erhalten. Und nun die wirklich gute Nachricht: Es waren im gesamten Bereich des Abdomen und der Lunge keine Metastasen zu sehen. Vor lauter Freude wäre ich dem Arzt fast um den Hals gefallen. Er lächelte und ich glaube, es freute ihn auch.

Am 18. August hatte ich einen Termin im MVZ. Die für mich zuständige Ärztin ist Fachärztin für Innere Medizin, Hämatologie und Internistische Onkologie. Sie war es auch, die meine Chemotherapie überwachte und meine Termine für MRT und CT festgelegt hat. Nun saß ich vor ihr und sie bestätigte den positiven Befund meiner MRT vom 30. Juli. Danach wollte ich von ihr wissen, ob es einen Unterschied zwischen einer MRT ohne Kontrastmittel und einem Ultraschallbild gäbe. Sie sagte, dass die Ultraschallgeräte, die üblicherweise in den Arztpraxen und Krankenhäusern stehen, keine hohe Auflösung hätten. Eine MRT ohne Kontrastmittel sei daher einem Ultraschallbild vorzuziehen. Es gäbe jedoch auch hochauflösende Ultraschallgeräte, die in einigen privatärztlichen Praxen und Krankenhäusern stehen würden. Diese Untersuchung aber müsste man privat bezahlen, denn sie würden wegen der hohen Kosten nicht von den Krankenkassen übernommen.

Schließlich kam ich auf meine Kreatinin-Werte zu sprechen. Diese waren seit der Chemo von durchschnittlich 1,3 auf 1,7 gestiegen. Dass eine Chemo negative Auswirkungen auf die Nieren haben könnte, war mir vorher bekannt. Ich wollte von der Ärztin nun aber wissen, was ich vorbeugend für meine Nieren tun könne. Sie sagte: „Nichts, außer viel trinken." Ich antwortete, dass ich täglich 3,5 bis 4 Liter trinke und außerdem verschiedene Mittel, wie z. B. Cranberrysaft, sowie ein Tonikum mit Knoblauch, Zwiebeln usw. einnehme und meinen Körper zusätzlich im basischen Bereich halte. Sie erwiderte, dass die Wirksamkeit dieser Mittel wissenschaftlich nicht nachgewiesen sei. Wie bitte? Hat die gute Frau Doktor denn noch nie etwas von dem in diesem Kapitel bereits beschriebenen Dr. Otto Warburg gehört? Der wahrscheinlich fähigste Biochemiker aller Zeiten hatte in den 1920er Jahren herausgefunden, dass die Hauptbedingung für Krebs in der fehlenden Sauerstoffkonzentration in den Zellen liegt. Wie ich teilweise schon beschrieb, geht es dabei um bestimmte Vitamine, Mineralstoffe (Coenzyme) und Speiseöle, die der Körper dringend für die Verwertung des Sauerstoffs in den Zellen braucht. Die richtige Ernährung hilft also nicht nur gegen Krebs und Metastasen, sondern stärkt auch das Immunsystem, welches mich hoffentlich vor weiteren Harnwegsinfektionen schützt. Und das wiederum würde meine Nieren schonen. Als ich anhob, die Ärztin mit diesen Fakten zu konfrontieren, klingelte ihr Telefon und sie wurde in ein längeres Gespräch verwickelt. Als sie auflegte, war sie gedanklich noch nicht gleich bei mir. Sie studierte eine Weile meinen Patientenbogen und nannte mir dann meinen Termin für die nächste MRT. Damit war unser Gespräch über das Für und Wider meiner Ernährung beendet und ich akzeptierte die Situation so, wie sie war, nämlich unbefriedigend. Wissenschaft hin oder her, das was ich zu mir nehme, hilft mir, weil es mir das Gefühl gibt, das Richtige für meinen Körper zu tun. Und dass sogar Placebos gute Wirkungen zeigen, ist hinreichend bekannt.

Mein Nachsorgeplan sieht alle drei Monate eine Untersuchung beim Urologen vor. Dabei wird mir der Arzt Blut- und Urinproben abnehmen und meine Nieren und Harnwege per Ultraschall untersuchen. MRT´s sollen alle sechs Monate gemacht werden. Ob es trotz meiner Maßnahmen zu Metastasen kommen wird, weiß ich natürlich nicht. Wenn Sie mich fragen, ob ich Angst vor der Zukunft habe, dann antworte ich mit einem klaren Nein. Ich lebe im Hier und Jetzt, was bedeutet, dass ich authentisch mit dem umgehe, was mir in der Gegenwart widerfährt. Wenn es zu Metastasen kommt, dann werde ich der Angst ebenso bewusst ins Auge schauen, wie heute. Welche Ängste auch immer auftauchen, ich werde zur Stelle sein und sie mit aller Aufmerksamkeit betrachten. Im Hier und Jetzt zu leben ist die einzige Möglichkeit, mit sich selbst und dem Krebs in Wohlgefühl zu leben.

Um Sie nicht im Unklaren darüber zu lassen, wie es bei mir weitergeht, habe ich unter www.monaslustmann.blogspot.com einen Blog eingerichtet. Dort werde ich sporadisch berichten, was mir künftig widerfährt. Sie können dort auch Kontakt mit mir aufnehmen und mich alles fragen, was Ihnen auf dem Herzen liegt.

Sexualität

Ich habe im Internet ziemlich viel über Krebs und speziell über Blasenkrebs gelesen. Die Sexualität blieb dabei eigentlich immer ein Tabuthema. Daher möchte ich ein paar Worte dazu sagen. Wie bereits erwähnt wurden bei meiner Operation neben der Blase auch die Samenbläschen und Prostata entfernt. Dabei wurden Nervenleitungen durchtrennt, die für Erektion und Ejakulation zuständig waren. Einige Monate nach der OP fand ich jedoch heraus, dass ich dennoch Orgasmen haben konnte. Dabei kam es ebenso wie früher zu einer Erregungsphase, allerdings ohne Erektion. D.h. dass sich die Schwellkörper im Penis nicht mit Blut füllten. Auch Puls und Blutdruck stiegen an und die Atmung wurde schneller. Die Orgasmusphase unterschied sich nur darin, dass ich keine Ejakulation hatte. Aber ebenso wie früher kam es zu sexuellen Wellen, die zum Höhepunkt führten und sich dann in Gefühlen eines echten Orgasmus ergossen. Wer als Mann eine radikale Zystektomie hinter sich hat und Beziehungsprobleme bekommt, weil er keinen Geschlechtsverkehr mehr ausüben kann, der möge folgenden Witz beherzigen:

Verlegen sitzt die Frau beim Anwalt und sagt: „Ich will mich scheiden lassen." Sagt der Anwalt: „Und was ist der Scheidungsgrund?" Antwortet die Frau: „Ach, mein Mann ist 200 % impotent." Wundert sich der Anwalt: „Sie meinen 100 % impotent?" „Nein", sagt die

Frau, „100 % war vorher. Aber kürzlich ist er über den Teppich gestolpert und hat sich die Zunge abgebissen."

Fazit

Wenn es um die Frage nach der Ursache meines Krebses geht, so glaube ich, dass bestimmte psychische (Traumata), physische (falsche Ernährung) und/oder genetische Faktoren vorlagen, die eine meiner Harnblasenzellen entarten ließen. Abgesehen davon habe ich früher viel zu wenig getrunken und damit möglicherweise meine Nieren vorgeschädigt. Die Frage nach dem „Warum hat der Krebs so geblutet" kann ich bis heute nicht beantworten. Die Frage nach dem „Warum gerade ich?" kam mir nie in den Sinn. Mir ist es jedenfalls lieber, dass ich den Krebs bekommen habe, als ein Mensch, der mir nahesteht. Die Meditationstechnik, über die ich in diesem Buch geschrieben habe, diente mir als hilfreiches Werkzeug, jede aufkommende Angst aufzulösen. Wenn Sie an dieser Technik interessiert sind und sie täglich bei Ihren negativen Emotionen anwenden, dann können Sie sich mit der Zeit von Ihrer Identifikation mit ihren unangenehmen Gefühlen befreien. Und dann wiederum können Sie sich (vielleicht) der feinen Schicht Glückseligkeit bewusst werden, die Ihnen ebenso wie allen Menschen innewohnt. Als Fazit kann ich deshalb sagen, dass Krebs für den unbewussten Menschen möglicherweise eine Geißel ist, sich für den bewussten Menschen jedoch als Segen erweisen könnte.

Anhang Ernährungsplan

Morgens
Zunächst fange ich meinen Tag mit einem Glas warmen Wasser an. Danach ein halbes Glas Wasser mit einem halben TL Natron. Anschließend ein Glas Sauerkrautsaft oder Kanne Brottrunk (je nach Geschmack mit Wasser vermischt). Dann marschiere ich eine halbe Stunde durch die Gegend. Bevor ich frühstücke, nehme ich einen TL Weizengras (reich an Vitalstoffen und antioxidativ) und meine Pillen aus Indien.

Frühstück
1 Tasse Kaffee (mit Natron entsäuert) oder Tee, Bio-Vollkornbrot mit vegetarischem Brotaufstrich, manchmal ein Ei. Eine Stunde nach dem Frühstück zwei Cordyceps Kapseln, Aprikosenkerne, 1 EL Hanföl, 1 EL Tonikum, zwei Stunden später frisch gepressten Obstsaft mit stillem Wasser verdünnt und 1 TL Weizengraspulver.

Mittagessen
Salat angemacht mit Leinöl bzw. Hanföl und Tonikum (statt Essig). Über den Salat streue ich ca. 1 TL Hefeflocken.

Gemüse (diverse Kohlsorten, Sauerkraut, Spinat).

Als Hauptgericht z.B. vegetarische Schnitzel oder Würste gebraten mit Oleolux, gelegentlich Paprika mit Hirse, Fisch, Sauerkraut-Lasagne (Vollkorn). Wenn Nudeln, dann nur Emmernudeln, Einkornnudeln oder Linsennudeln. Kartoffeln so gut wie gar nicht. Über das Essen streue ich frisch gemahlene Kurkuma-Wurzel (gibt's in Kräuterhäusern oder auf Bauernmärkten) und Pfeffer.

<u>Nachmittags</u>
Pillen aus Indien
Dunkle Schokolade 85%
Aprikosenkerne
1 TL Weizengraspulver in stilles Wasser eingerührt

<u>Abendessen</u>
Quark mit Leinöl und frisches Obst
1 EL Tonikum

<u>Getränke</u>
täglich etwa 3,5 bis 4 Liter Wasser, teils aus der Leitung, teils stilles Mineralwasser (mit niedriger Nitratbelastung). Weil es angeblich gegen Harnwegsinfektionen hilft, mische ich verteilt über den Tag etwa 200 ml Cranberry-Saft bei.

Anhang Rezepte

Oleolux

<u>Zutaten</u>
125 ml Leinöl

250 g ungehärtetes Kokosfett (nur im Reformhaus erhältlich)

1 mittelgroße Zwiebel

10 Knoblauchzehen

<u>Zubereitung</u>
Leinöl in eine Schüssel geben und ins Gefrierfach stellen.

In der Zwischenzeit die Zwiebel schälen und vierteln, dann in das Kokosfett geben und ca. 10 Minuten erhitzen.

Anschließend zehn geschälte Knoblauchzehen dazugeben und weitere 10 Minuten erhitzen.

Topf vom Herd nehmen und das Kokosfett und den Inhalt in die Schüssel mit dem Leinöl abseihen.

Schüssel wieder in das Gefrierfach stellen, bis alles fest ist. Danach im Kühlschrank aufbewahren. Sie können das Oleolux nicht nur zum Braten (Fleisch, Spiegeleier, Bratkartoffeln usw.) verwenden, sondern auch als Brotaufstrich anstatt Butter. Schmeckt sehr nussig.

Tonikum

Zutaten
700 ml Bio-Apfelessig
¼ Tasse fein gehackter Knoblauch
¼ Tasse fein gehackte Zwiebeln
2 frische, scharfe Peperoni
¼ Tasse geriebener Ingwer
2 EL geriebener Meerrettich
2 EL Kurkuma-Pulver
Pfeffer

Zubereitung
Alle Zutaten (ohne den Apfelessig) in ein Glas mit luftdichtem Deckel (z.B. Einmachglas) geben, mischen und dann den Apfelessig einfüllen. Dann verschließen und schütteln. Vierzehn Tage lang an einem kühlen und trockenen Platz aufbewahren und mehrmals täglich gut schütteln. Flüssigkeit anschließend in einen anderen Behälter absieben.

Dosierung

Um das Immunsystem zu stärken 1-2 EL täglich. Vor dem Hinunterschlucken gurgeln. Falls der Geschmack zu scharf ist, eine Scheibe Orange oder Zitrone essen. Wenn Sie gegen Krebs oder eine andere ernstere Erkrankung ankämpfen, dann einen EL 5 – 6 mal täglich.